山西省重点研发计划项目（编号：201803D31208）

民国全国秘验方选编

审查征集验方

第六集

［民国］中医改进研究会　印行
刘洋　主编

學苑出版社

图书在版编目（CIP）数据

审查征集验方．第六集/中医改进研究会编；刘洋主编．—北京：学苑出版社，2020.11

（民国全国秘验方选编）

ISBN 978－7－5077－6047－7

Ⅰ.①审…　Ⅱ.①中…②刘…　Ⅲ.①验方－汇编－中国－民国　Ⅳ.①R289.5

中国版本图书馆CIP数据核字（2020）第193724号

责任编辑： 黄小龙
出版发行： 学苑出版社
社　　址： 北京市丰台区南方庄2号院1号楼
邮政编码： 100079
网　　址： www.book001.com
电子邮箱： xueyuanpress@163.com
销售电话： 010－67601101（销售部）、010－67603091（总编室）
印 刷 厂： 北京兰星球彩色印刷有限公司
开本尺寸： 880mm×1230mm　1/32
印　　张： 11.25
字　　数： 261千字
版　　次： 2020年11月第1版
印　　次： 2020年11月第1次印刷
定　　价： 58.00元

主编简介

刘洋，男，山西繁峙人，医学学士、卫生管理硕士、理学博士，主任医师，教授。山西省政协第十届、第十一届委员，山西省青年联合会第九届、第十届常委。中国青年科技工作者协会理事，山西省政协智库专家，山西省高级人民法院特约调解员。

研究方向：近现代医学史、卫生事业管理、科技哲学。先后承担省部级科研课题 8 项，出版论著 9 部，在核心期刊发表文章 90 余篇。

主编 E－mail：liuyang3580188@126. com

序一

方书通常是指记述中医临床如何应用方剂的专著。千百年来，此类书籍颇多，但是中医界有句令人感叹名言曰：“千方易得，一效难求。”意思是说真正在临床上，行之有效的方子，难得也！山西中医药大学图文信息中心刘洋主任，出于对工作的担当，对中医药文献书刊多有搜求，精勤不倦。近年来收集到民国《审查征集验方》六册。考该套书是当年山西“中医改进研究会”征集所得医方，整理订正审理后之方集。最后几集付梓之时，抗战爆发；遑遑巨著，散落民间；兵荒马乱，无人仰及。刘君搜得，整理复原。庚子年春节前嘱我一阅，并言为序。观是书收载之方剂，门类繁多，各科咸备，有民间的小验方，也有数十味的大方，所用药物大多为常见中药。各验方后附“审查意见”，较为独特，相当细致。以山西名方“龟龄集”条目为例，“审查意见”曰，“此方系在文水所征，因炮制未详，复调查于太谷。详加对正，始知药品微有出入，惟炮制法此略而彼详。今订正于左”云云。我将是方的内容，与20世纪60年代山西省卫生厅核定的《山西省中药成方选辑》相应内容对校，大体一致。其他一些民间验方等，如“治疗多年烂腿症方”：“用陈石灰一钱，红升丹一分，研末外敷。”据我所知，这就是民间治疗“臁疮”很有效的一个验方。其他再如硫黄治疗疥疮等方子，也都是传统的、有效的验方。这套书的价值可见一斑。

吾意以为，对在民间散存的一些验方、偏方和所谓的秘方，似不必专为寻求奇方妙药，正如荒野之中或有几枝奇葩可供采摘。也不宜用现代的观点，去苛求前人的认识或理论。用药用方，只要实用或有参考价值就可以了，因为这些方书是当时当地实际情况的忠实记录，是真实医疗状况的反映。

书藏古今也，这就是历史。是为序。

国医大师　山西中医药大学教授　王世民

庚子年正月

序 二

中医药自神农尝百草发端，绵亘至今，已历数千年。无数先贤不断探索，筚路蓝缕，方有几几之获。诚如《内经》《伤寒》，提纲而挈领，知常以达变，作为经典启迪无数后学。然“治病三日，乃知天下无方可用”之窘境，古来有矣。加之日月更迭，沧海桑田，流传后世的中医验方，屡屡真伪混杂，谬误甚多。纵经方、验方汗牛充栋，依然令人感叹千方易得，一效难求。

幸有民国《审查征集验方》，是为近代中国首部官版验方汇编。其所载验方来自全国各地，更经中医改进研究会权威专家审查校验，不仅来源地域广阔，更具较高之可参度；所载方论，涉猎古今，中西贯通，有益临床。

当年《审查征集验方》付梓之日，恰遇战火，巨著散失，令人深憾。可幸刘洋等学者精勤不倦，挖掘整理，使该巨著百年之后重现于世。该书的再次出版，寄托了吾辈对传承中医药的恳切初衷，承载了先贤济世救民的殷殷期望，与众医学方书可谓一脉相承，殊途同归。

诚然，囿于当时环境所限，《审查征集验方》亦存些许不实之谬，读者须去芜存菁，择其善者而从之。书中多有奇方妙用，希众同人究其因，查其道，明其理，方便临床及科研。

王晞星

首届全国名中医、山西省中医医院原院长　王晞星

己亥年立春

序　三

欣闻《审查征集验方》即将付梓，不禁感慨良多。此书初具规模之际，恰逢抗战爆发，济世佳作难得广为传播，洋洋巨牍却在战火中尘封。如今，幸得吾辈拾遗拂尘，修葺刊印，浩浩百余万言，实属山西中医传承一盛举，也是中医药事业发展一喜事。

中医自诞生以来，一直嘉惠于世，上疗君亲之疾，下救贫贱之厄。在数千年的传承中，从金瓦红墙，到茅庐草莽，无不重视经方验方的收集整理。一大批效验良方因其低廉的成本和神奇的功效在民间广为流传。近代西医东渐，中医的生存受到极大的冲击和挑战，民间的经方验方也面临亡佚的风险。1929 年到 1937 年间，以山西中医改进研究会为主体的中医界有识之士，通过行政手段，投入大量资金，在全国范围内征集得到大量祖传秘方、名家效验良方，并通过规范严谨的审查程序，逐个对验方评判，给出审查结论，然后编辑出版的《审查征集验方》六册，为中医药留下了宝贵遗产。惜完整出版之际，适逢抗日战争全面爆发，中医改进研究会解散，刊行推广工作戛然而止，迄今学界鲜有人忆及与研究。

编者在挖掘整理该书之始，曾执稿询于余。嘱其整理、校对、修订宜尽力保留原著体例、风格、特色，并去伪存真，以便后来学者研精致思，探微索隐。

习近平总书记指出："中医药学是中国古代科学的瑰宝，也是打开中华文明宝库的钥匙。"新时代，弘扬中医药学恰逢其时。吾辈当怀为往圣继绝学、为万世开太平之志，勤求古训，博采众方，为中医药事业的传承发展勠力前行。

刘星

山西中医药大学校长　刘星

2019 年 12 月

前言

近代伊始，民族文化虚无主义者掀起了一股否定中医、废止中医的思潮，并且影响和左右了北洋政府与国民政府的卫生政策。各地“抑中扬西”的态势与日俱增，中医的话语权和生存空间被极度压缩。但与全国形势截然相反，偏居内陆的山西统治者阎锡山特立独行，1919 年成立了以“改进中医及药学使能成为一高等有统系之学术”①为宗旨的第一个官办中医社团——中医改进研究会，阎锡山坚信“中医如能由虚而证诸实，必能兴。将来之西医由实而参诸虚，两相接近，此亦不可不注意研究者也”，中西医互相结合对双方均有益处，认为“中外医理或有互相发明沟通融合之日”。②

1929 年至 1937 年，在山西省政府的鼎力支持下，中医改进研究会在全国范围征集中医秘方、验方。由于建立了合理的奖励制度和规范的征集办法，征集到的民间验方“成帙颇巨”。中医改进研究会又组织中医界耆老名宿按照“贱便

---

① 凡例 [J]. 医学杂志，1921 (1)：4－5.

② 阎锡山. 会长山西督军兼省长第一次开会演说 [J]. 医学杂志，1921 (1)：18－21.

验”和“中西参衷”的原则，对所获验方严格审核，逐一给出审查意见。最终陆续编辑出版《审查征集验方》6 集，收录验方 6000 余首，其中不乏民间祖传秘方，以及名家的效验良方，内容丰富，具有方便、安全、适用的特点。《审查征集验方》的出版，开近代由官方征集和整理验方之先河。随着这套验方集的陆续出版，中医界对验方的重视迅速增加。1934 年，中央国医馆在何应钦的建议下，编辑出版了《验方新篇》①。1935 年，叶橘泉、丁忠英等 50 余位中医在杭州发起单方实验研究社②。惜《审查征集验方》完整出版之际，适逢抗战全面爆发，对之关注和研究还少见于学界。

民国《审查征集验方》，在征集、审查、编辑多个环节，从人员、制度、方法、原则等各方面进行了科学合理的安排，具有独特的优势和独到的价值。

第一，建立征集验方的制度，成立征集验方的队伍。

1929 年，阎锡山命令山西省政府村政处全体“村政实察员”，担任“验方调查员”，在下乡之际，从民间收集、征集验方。一时间，村政处搜集到的验方很多，但“惟其雷同者，实居多数”。分析原因，一是各“村政实察员”缺乏专业基础，无法辨别，良莠掺杂；二是民间验方本属家传保密之方，许多人还想赖此牟利，不肯轻易示人。针对以上原因，为提高征集的专业性，研究会和省政府磋商，对征集措施进行了

---

① 制定编审委员会先行审定验方新篇［J］. 光华医学杂志，1934，1（12）：50.

② 国药单方实验研究社简章草案［J］. 现代医药月刊，1935，2（4）：29－30.

调整。1933年开始，省政府特发公函，委派中医改进研究会干事张玠、范国义、单生文、相作良等担任“专员”，亲自到乡间农村征集验方。阎锡山要求各县、区、村长，“或为访察，或为介绍，或为引导”，以利于调查开展①。

第二，健全征集验方的制度，提高民间献方的积极性。

一方面，山西省政府让各县、区、村长宣传征集整理验方“发扬光大、济世活人”的意义；另一方面，由研究会制订了《审查征集验方规则》，建立奖励制度，给予献方者名誉或物质奖励。对于经审查合格的验方，根据“该方用意之巧拙，功效之迟速”，每方分别予以六等次的奖金。对不愿受现金报酬的献方者，也可以体现献方者著作名誉。第三、四集由于“其征集之方法与代价，迥不相同也”，所以“概述之资材，纯属珍拾于民间”，时逸人评价“比之坊间所售医方，固不可同日而语”。研究会在山西民间征集的同时，还通过《医学杂志》等刊物，在全国范围内号召主动向研究会投稿提供验方。许多近代中医名家如周小农、张锡纯、沈仲圭、陈莲峰、张沛南、傅仙坊等，都踊跃提供自己认可或试验有效的验方。

第三，建立科学的审查制度，对搜集到的验方进行审核。

时逸人，江苏无锡人，近代中医科学化代表人物之一，1928年在上海创设江左国医讲习所，1929年8月开始，先后被聘为中医改进研究会理事、常务理事（主持研究会日常

① 阎锡山．阎会长征集验方函［J］．医学杂志，1936（88）：2.

事务)。作为《审查征集验方》的审查和编撰主要负责人，时逸人为验方的审查进行了周密的制度设计。研究会制订了《审查验方办法》和《审定验方程式》，规定了审查的组织机构和人员分工，明确了审查的标准和原则，细化了审查的形式和流程。严密规范的制度，保证了审查结论的科学、统一。研究会成立了以时逸人为首，全体理事组成的征集验方审查委员会，陈宾卿、梁子和、米翰卿、薛复初、赵子忠、刘荫棠、阴庆元、刘伯翕一同负责初审；时逸人、田尔康负责修订工作。

第四，坚持“贱便验”的指导原则，保证所选验方的质量。

中医改进研究会确定，验方的适用对象“一是供家庭自疗之用；二是为仓促无医、亦无力延医者，检方自疗之备”①。时逸人认为，“验方之辑，以‘贱便验’为主体”。因为“‘贱’则价值甚廉，一般人易于购买；‘便’则普通应用之物，俯拾即得；‘应验’一层，尤关紧要，苟不足以资应用，则尘饭土羹，何裨实际?”他又举例：“假使有一良方，而不便不贱，微论价值昂贵，非普通人之力所能办；若为世间稀有之物，虽出重价，亦有不易得者；即有之，亦不过作博物院中陈列品而已，又何贵乎有此方哉?”所以，审查委员会对“合于上列三项之条件，方足以名为‘验方’”，“尚缺其一，则无足取”②，将“贱便验”这个既简单又苛

① 时逸人．审查征集验方第六集序［M］．//中医改进研究会．审查征集验方（第六集），太原：山西中医改进研究会，1937：2.

② 时逸人．审查征集验方第二集序［J］．医学杂志 1936（88）：4－6.

刻的条件视为准则，在验方的收录过程中一以贯之。

第五，《审查征集验方》重视症候的描述，方便读者对照使用。

时逸人认为："中医之特长，在经验之独得；经验之表现，基于方药之成立；药之应用，以症候为准则。"① 所以，较以往验方简单罗列中药处方不同，《审查征集验方》特别重视症候的描述，和医药常识的宣贯。在各门之前，先将该病的症候，进行整体论述。在具体方药之下，又标以"审查意见"，针对症候相应发挥，对病理、症候尽量采取浅显易懂的方式说明，希望让使用者了解"有某证可用，现某证则不可用"，方便读者按图索骥，对照使用。在某种程度上，《验方》不失为一部中药"基本药物"集的雏形。

第六，编辑过程秉承了中西参衷和与时俱进的精神。

中医改进研究会秉持"参证西医科学""阐发中医真理"的研究态度。②《审查征集验方》6集的编纂，时间跨度达8年之久，目录中分科体例逐渐演变，反映出编辑者参照西医进行中医分科设置的思想变化过程。同时，在《验方》的很多方面，都体现出"参证西医"的态度。一是采用了许多西医疾病名称。二是在阐述疾病机理时直接借鉴了一部分西医明显较中医表述清晰、合理的观点。三是在审查分析的结论中，也有许多采取西医的说法。四是在补充治疗中，采

① 时逸人．审查征集验方第六集序［M］．//中医改进研究会．审查征集验方（第六集），太原：山西中医改进研究会，1937：2.

② 刘洋，张培富．近代中医科学建制化之嚆矢［J］．科学技术哲学研究．2016，33（3）：96－99.

取了中西兼采的措施。这些一方面体现了中医改进研究会对西医兼容并蓄的开放心态，另一方面也有利于编撰者能够以更广阔的视野剖析验方的科学性。

第七，审查结论科学合理，便于使用。

《验方》根据方药的疗效、安全、合理性，将“审查结论”划分为四个层次：对于赞成的表述为“有效”“可用”“可资应用”“能用”四种；对于可以试用的表述为“可以试验”“尚待试用”“或可见效”三种；对于持怀疑态度的有“尚待研究”“存待试”“是否有效，存待试”“存疑待考”四种表述；对于完全否定的则有“殊属不妥”“属谬误”“不可”三种表述。这样，就将组成、效力各异的验方赋值分阶，便于患者根据情况选择使用。

由于《验方》的使用对象，主要是无医学常识者，安全可靠是审查阶段把握的重要原则，研究会特别注重方药的适应证、禁忌证与副作用的考量和注释。《验方》要求，所列方“虽不中病，绝不致延误”。除了在征集阶段要求详细记录“副作用”和“禁忌”两项内容外，在“审查意见”中，还对应注明：“某证可用，即适应证；不可用，即禁忌证。”最后，为了确保安全，还要求“无医学常识之检方者，务照‘审查意见’下所述是否符合，不可漫用”①。较其他方书不同，中肯严谨的审查结论，利于指导检方者使用，又尽可能减少验方的不良使用后果。

历来中医界视中医单方、民间验方甚至偏方为铃医、游

① 时逸人．审查征集验方第六集序［M］．//中医改进研究会．审查征集验方（第六集），太原：山西中医改进研究会，1937：2.

医谋生的手段，对其整理和研究都不太重视。近代山西另辟蹊径，通过行政途径进行人员组织，投入巨大资金，建立灵活的献方奖励制度和规范的征集办法，收集到大量确有疗效的民间验方、秘方。又从人员、制度、方法、原则等方面对审查工作合理安排，同时，“贱便验”和参照西医的原则，保证了验方整理和编撰的科学、严谨、实用，使这个传统中医的“下里巴人”焕发出应有的光芒。屠呦呦从《肘后备急方》中得到青蒿素提取灵感的故事，启示着当今的人们，对《审查征集验方》进行继续深入的挖掘和研究的意义。

编者有感于此，多方收罗，集齐全集《审查征集验方》，并经反复整理校对，付梓于世。在整理过程中，为方便现代读者的阅读习惯，将全部验方的分科、格式进行了统一，不合语义的字句进行了增删。同时为了最大限度地保留文献原貌，原书中《阎会长序》等文前文后内容照原样录排。

刘洋

2019 年春于并州

重编说明

1. 第一集以民国二十六年一月再版本为底本，以民国二十一年内部版为对校本，以民国二十二年九月初版为参校本。

第二集以民国二十五年六月再版本为底本，以民国二十三年二月初版为对校本。

第三集以民国二十四年二月初版为底本。

第四集以民国二十四年十月初版为底本。

第五集以民国二十五年五月初版为底本。

第六集以民国二十六年初版为底本。

2. 因时代局限，印刷原因，原书文字错误、缺失较多，本次编辑在收罗流失在国内民间及日本的两个版本10种原书的基础上，对相关内容进行了查遗补缺，对部分错误的观点、内容也进行了修改。

3. 由于原书整理出版的8年历程，恰逢“中西医汇通”阶段，疾病的分科也体现出中西医不断交融共治的趋势。本书基本沿用原版目录进行分科，也给读者展示这样一个发展进程。第一集的分科体例按照传统中医，或症候分科，分为“中风门”“胸腹门”“外科”“皮肤科”“急救门”“黄疸门”“妇科”“儿科”“血症门”“存疑类”“感证”等14门。第二集分科体例有所调整，开始吸收了西医分科的方式，包括“调经”“损伤”“救急”“花柳”“耳鼻口齿喉咽”“精神病”“血症”“肺病”“感冒”等共26门。第三集开始，建立起规范的分科体例。总体上按照“内科”“妇科”“产科”“小儿科”“外科”“皮肤科”“花柳科”“眼科”“口齿科”“耳鼻咽喉科”“急救篇”“杂集”“补遗”分13科，在“内科”条目下，又按照西医疾病体系分为“呼吸器病”“消化器病”“神经系病”等10类。

4. 原书方药之下，标以“审查意见”，专在症候上发挥，有某证可用，现某证则不可用。根据方药的疗效、安全、合理性，“审查意见”划分为四个层次：对于赞成的表述为“有效”“可用”“可资应用”“能用”四种；对于可以试用的表述为“可以试验”“尚待试用”“或可见效”三种；对于持怀疑态度的有“尚待研究”“存待试”“是否有效，存待试”“存疑待考”四种表述；对于完全否定的则有“殊属不妥”“属谬误”“不可”三种表述，便于患者根据情况选择使用。有些验方缺审查意见，本次重编不做增补。

5. 本次重新编印，为符合现代人阅读习惯，在每方之下增加了“组成”“用法”标题。由于原书是竖版，其中“上列于右”“下列于左”等表述，改为“以上”“以下”等表述。并将原书中的“按语”“按”酌情修删。

6. 原书中部分验方后，注明了献方人姓名。本次重编，在该方之后，用括号标识。

7. 书中“钱二分”“钱半”“各两”等，意为该药分量为“一钱二分”“一钱半”“各一两”。

目　录

审查征集验方第六集序

本会阎会长，自决定复兴中医计画，委派专员征集民间验方，施行迄今已逾四载之久。期间收集之方，无虑数千首，业经随时审查，分别编印，已出版者有一、二、三、四、五集。以其取材广博，药少效验，深合“贱便验”之条件，适应一般社会之需要，购阅之人，极形踊跃。除第一、二集已于上年六月、今年一月相继二次出版外，其余各集亦将次第售罄。由是可见社会人士对于中医经验之信仰何如，更可见阎会长复兴中医之举，诚为最切国情，最合实用之要务。兹者第六集验方，经同仁等分工合作之努力，亦经印竣，审查编辑之法，一仍旧惯，计凡二十三门，列方一千余则。内容力求充实，审查力求严谨，务使中医精粹，日臻昌明，民间疾苦，尽得消除，庶于阎会长济世活人，复兴中医之苦心，或亦不无裨益也。

中华民国二十六年五月望日

时逸人于中医改进研究会理事室

凡 例

（一）编中有一种病名附列诸方，分一、二、三、四等字者，以合集征集各方，以资应用，并非每一种病症，必须经编次诸方之次序，而概用之。

（二）中医之特长，在经验之独得，经验之表现，基于方药之成立；药之应用，以症候为准则，故此编于各门之前，先将该病之症候，统述大概，方药之下，标以“审查意见”，专在症候上发挥，有某证可用，现某证不可用，并希阅者指正谬误，是幸。

（三）乡间每以一方，则曰：“某甲服此而愈，某乙兴其病同，可服之，”服之而病不愈，皆不知病理，药性之过，故此篇对于灌输医药常识，尤为注意。

（四）审查之目标有二：一、供家庭自疗之用；二、为仓促无医，亦无力延医者，检方自疗之备，故力求简明详实，虽不中病，绝不致延误。

（五）无医学常识之检方者，务照“审查意见”下所述是否符合，不可漫用。

（六）其适应症、禁忌症，未曾标明，但某证可用，即适应症；不可用，即禁忌症。

一、传染病

（一）痢疾

1. 痢疾第一方（何建功）

主治：消化不良性久痢不止。

组成：青梅霜（以盐渍之，日晒夜渍，久则上霜）一枚，苹果干二钱，葡萄干二钱，红茶一钱，干萝卜三钱。

用法：入醋少许，煎服。

【审查意见】此方治消化不良性久痢，有消食收敛之功。

2. 痢疾第二方（卢育和）

主治：神经性久痢。

用法：鲤鱼枕骨烧灰，盐水送下。

【审查意见】神经衰患者服之有效。

3. 痢疾第三方

主治：各种痢疾。

组成：月石二钱，净辰砂二钱，当归、沉香、木香、甘草、生军、丁香各二钱，巴豆霜一钱。

用法：共为细末，每次八厘，姜片汤送下。

【审查意见】痢疾初起用之有散积行气之效。

4. 痢疾第四方（陈玉喜）

主治：休息痢疾。

用法：虎骨炙焦研末，每服一钱，白汤调服。

【审查意见】虚弱证用之最宜。

5. 痢疾第五方：解毒固脱汤

主治：噤口恶痢，脏腑疼痛，大便下脓血或血片，日夜无度。

组成：黑豆二两，鸦片二厘，当归三钱，白芍三钱，干姜四钱，地榆八钱，干草八钱，莱菔子三钱，黑豆（微炒，去皮）三钱。

用法：水煎温服，盐引。

【审查意见】能健胃，制止肠蠕动，和血行气，可用。

6. 痢疾第六方

主治：小儿赤白痢初起。

组成：白萝卜汁、蜂蜜等分。

用法：和匀，服数次即效。

【审查意见】通利、润泽、消化之剂，可用。

7. 痢疾第七方

主治：红白痢疾。

组成：苦参六钱，木香四钱，甘草五钱。

用法：共为细面，米饭为丸，重一钱。红痢甘草汤下，白痢姜汤下，红白痢米汤下，噤口痢砂仁莲肉汤下，水泻泽泻猪苓汤下。

【审查意见】苦参燥湿胜热，木香行气止痛，甘草缓急。施于痢疾初起者可用。

（二）白喉

1. 白喉第一方：加味桔梗汤（李棠甫）

主治：白喉初起，寒热头身痛，咽喉不利或红肿作痛。

组成：生甘草一钱，薄荷叶钱半，炒枳壳钱半，木通钱半，射干三钱，银花钱半，桔梗钱半，川郁金钱半，浙贝三钱，连翘壳三钱，蝉衣钱半，僵蚕三钱。

【加减法】胸闷气急加瓜蒌皮三钱；咽痛加丹皮钱半，山豆根钱半；大便秘加酒军一钱，知母二钱；鼻肿加大牛子二钱；津液少加天花粉三钱，元参三钱，青果一枚。

用法：水煎，食后服。服后口渴心烦、小便赤黄时，加川连、元参、条芩、滑石。

【审查意见】传染性白喉初起者可用。

2. 白喉第二方（陈泽东）

主治：口内或喉间红肿疼痛之症。

组成：紫宝三钱，雄精一两，紫硇砂二两，中国硼砂二两，西瓜霜三钱，火硝二钱，老冰片五分，台麝香三分。

用法：先将紫宝石用火煅红，入凉水内，如此七次，候冷研之。再将雄精研末。再将火硝入砂杓内用火化开，速将雄精末倾入，待冷研细。余药单研，再合研极细末。入磁罐内，封严口。凡口内或喉间痛，吹上流涎即愈。

【审查意见】消炎杀菌有力。

3. 白喉第三方（张泽霖）

主治：喉风，喘息痰鸣，咽部白腐。

用法：鸡毛焙灰，将鸡毛灰纳入病者舌上，以温开水送下，顷刻吐出痰涎，再服土牛膝汤。

【审查意见】鸡毛烧灰，有特异之臭气，以此催吐，当能有效。土牛膝有解毒散结之功，为喉科常用之品。

4. 白喉第四方（胡立德）

主治：喉中腐烂，口舌生疮。

组成：生石膏一两，叵朱砂、芦荟、川黄连各一两，硼砂二两，人中白五钱，玄明粉五钱，牛黄一分，生牡蛎三钱，梅片五分。

用法：研细末，瓷瓶贮。每用少许吹入患部。

【审查意见】有消肿止痛之效，实证相宜。

5. 白喉第五方（张士才）

主治：喉风急闭。

组成：胆矾一钱，白僵蚕一钱二分。

用法：研细末，加麝香少许，吹喉中立效。

【审查意见】有痰者可用。

6. 白喉第六方

主治：缠喉风，滴水不入。

组成：雄黄、白矾、牙皂（去皮）、藜芦（去心）各一两。

用法：共研细末。先令病人含水一口，用药少许，吹鼻内，将水吐出，少时涎出立愈。

【审查意见】取嚏有效。

7. 白喉第七方（前人）

主治：危急喉症。

组成：猴枣一分（研），珠粉一分（水飞，研），竹沥五钱。

用法：温水和服，不及片刻，立见效。外捋虎口穴，大指食指中间数百下，可散内积火毒，稍停再捋。

【审查意见】此特效方，喉间痰壅者可用。但猴枣价昂，殊不易得。

8. 白喉第八方（卢育和）

主治：痰涎壅闭，咽喉肿痛。

组成：番木鳖子二粒。

用法：用醋磨汁，含漱，痰吐即愈。

【审查意见】止痛消肿，喉痹可用。

9. 白喉第九方：真功丹（张士才）

主治：孕妇喉症。

组成：真熊胆一钱（临用杵细），炉甘石一钱（用羌活煎汤，煅七次，飞去脚，晒干），硼砂一钱，牙硝二分。

用法：研细，吹患处。如肿平，去牙硝。

【审查意见】急性喉头炎用之有效。

10. 白喉第十方（张士才）

主治：喉症。

组成：土牛膝根（去叶梗，洗切片，晒干。新瓦上略焙，研细末）二钱，人中白二钱。

用法：以上两味研匀，加梅片四分，瓶贮，勿泄气。吹时每日夜十余次，多吹即愈。

【审查意见】有消炎止痛之效，各种喉痛皆可用之。

（三）霍乱

1. 霍乱第一方（姚乃德）

主治：霍乱吐泻及吊脚痧。

组成：藿香一两，细辛五钱，雄黄一两，朱砂五钱，青木香一两，半夏一两，贯众一两，桔梗一两，防风五钱，薄荷五钱，陈皮五钱，苏叶一两，牙皂五钱，枯矾五钱，麝香五分，樟脑五分。

用法：研细末，纳三五分于脐中，外贴药膏。重者膏上加姜一片，灸七壮即愈。

【审查意见】寒证可用。

2. 霍乱第二方（邢善齐）

主治：诸痧中恶，霍乱吐泻。

组成：灯芯炭二钱，苏薄荷二钱，紫苏叶二钱，蟾酥一钱，麝香五分，辰砂一钱，明矾二钱，冰片五分。

用法：研细和匀，瓶收。先以少许取嚏，再以温水送下一分。

【审查意见】有强心止痛之效。

3. 霍乱第三方（景寿轩）

主治：绞肠腹疼，四肢麻木，吐泻交作。

组成：真朱砂、明腰黄各五钱，晚蚕沙、白硼砂各二钱，马牙硝三钱，蟾酥一钱，吴茱萸一钱，上安桂一钱，明白矾二钱，荜茇二钱，原麝一分，梅片一分。

用法：研细末，装瓶，每用一分。藿香汤调服。

【审查意见】寒湿证有效。

4. 霍乱第四方（郑世贤）

主治：绞肠痧已死。

用法：心头尚热者，以盐填脐上，艾灸，不计数，以醒为度。

【审查意见】可资取用。

5. 霍乱第五方：急救万病神效丹（赵文生）

主治：男妇老幼一切痧症，阴阳痧症，阴阳霍乱；中风不语，不省人事，上吐下泻，痧肠绞肠痛，手足厥冷，心口闭闷，牙关口噤，痰壅气堵，筋骨疼痛。

组成：槟榔片五钱，朴花三钱，茯苓三钱，雄黄四钱，白薇二钱，茅术五钱，杏仁定钱，公丁香三钱，牙硝二钱，九节菖蒲三钱，台麝香三钱，土沉香三钱，蟾酥一钱，郁金四钱，胆南星五钱，天竺黄五钱，山慈菇三钱，甘草五钱，五倍子二钱，礞石三钱，西月石三钱，川大黄三钱，明天麻三钱，牛黄一钱，红大戟二钱，闹羊花一钱，木瓜五钱，五加皮三钱，藿香五钱，牙皂角三钱，灯芯炭五钱，广皮三钱，百草霜三钱，朱砂五钱，细辛三钱，广木香三钱。

用法：共为细末，米糊为丸，以朱砂为衣，每丸一钱重。大人每服二丸，小儿每服一丸。白开水送下。

【审查意见】通行方，内有积滞者可用。

6. 霍乱第六方

主治：男女转筋霍乱，上吐下泻，手足发麻。

组成：牙皂三钱，雄黄二钱，藿香三钱，防风二钱，北细辛三钱，白芷二钱，贯众二钱，广皮二钱，桔梗二钱，苏薄荷二钱，甘草二钱，枯矾钱半，硇砂二钱半，制半夏二钱，广木香二钱。

用法：共研细末，用姜片开水冲服一钱。

【审查意见】能解毒杀菌，止吐泻，通关窍，调和胃气，用治类霍乱见效。

7. 霍乱第七方

主治：阴证霍乱，汗出不止。

用法：急用葱切片，填于脐内，以艾火灸之。

【审查意见】此方救急有效，可资应用。

（四）丹毒

1. 丹毒第一方：普济消毒饮加减（霍子实）

主治：外邪引动伏温而起之大头瘟。

组成：荆芥穗钱半，青防风一钱，软柴胡一钱，酒黄芩钱半，酒黄连一钱，苦桔梗一钱，连翘壳三钱，炒牛蒡二钱，轻马勃八分，生甘草一钱，炙僵蚕三钱，酒川军一钱，板蓝根三钱。

用法：无引，煎服两次。

【审查意见】普济消毒饮，为大头瘟之专方。此方加减为用，当无不宜。但方中酒军，在初起身发寒热、而无里证者，去之为妥。

2. 丹毒第二方（李士敏）

主治：耳下甲骨后头间结核，皮色不红而肿，并咽喉痛、饮食难下者。

组成：普济消毒饮原方，加生明乳香、生没药各一钱。

用法：水煎温服。如系十二三岁男女，可将方剂减半。

【审查意见】加入乳、没，增强散瘀止痛之力，可资取用。

3. 丹毒第三方（郑世富）

主治：丹毒。

组成：芸薹菜叶。

用法：取菜叶捣烂，敷患处，随手即消。如无生菜，干者亦可，为末，以水调敷。又法：侧柏叶一枝，放开水中，少顷取出，伺稍凉向患处抽打，冷则复热。如是抽打三十次即愈。

【审查意见】芸薹菜叶有消炎、止痛、防腐之效，侧柏叶消炎有效，可资试用。

4. 丹毒第四方（吴作民）

主治：丹毒面肿。

组成：土硝、榆白皮、白矾各等分。

用法：研细末，醋调敷之；内用甘草一两，煎汤。

【审查意见】内服金银花、甘草各五钱；外用此方，有消炎收敛之功。

5. 丹毒第五方（赵炳）

主治：小儿丹毒。

组成：寒水石五钱，白矾一两。

用法：研末，醋调涂之。

【审查意见】丹毒治法，最近有以血清注射者。至于局部，可以五千倍升汞水，三十倍硼酸水，润湿冷布，压盖之；用硼酸及亚铅华饮膏贴之，均效。此方轻症有效。

（五）痧症

1. 痧症第一方：活血行气消积汤

主治：乌斑痧，此症毒在脏腑，气滞血凝，以致疼痛难忍，重者不省人事。

组成：苏木三钱，延胡三钱，五灵脂二钱，天仙子二钱，郁金二钱，桃仁二钱，红花三钱，降香钱半，乌药三钱，香附二钱，陈皮二钱，阿魏一钱，大腹皮钱半，枳壳二钱，莱菔子三钱，川朴二钱。（延胡、香附、五灵脂俱酒炒，枳壳麸炒，桃仁不去皮生用。）

用法：水煎服。

【审查意见】凡属痧症，多系血液蕴藏热毒所致，治宜活血、清血。此方活血行气，兼佐消导之品，以无热有积者用之为宜。

2. 痧症第二方（霍子实）

主治：痧后痰气壅塞。

组成：嫩前胡二钱，真猪苓三钱，生薏仁三钱，熟薏仁三钱，炙桑皮三钱，光杏仁三钱，大腹皮二钱，旋覆花钱半（布包），枇杷叶三钱，川贝母三钱，广陈皮一钱，连皮苓四钱，泽泻片三钱，冬瓜皮一两。

用法：煎服。

【审查意见】活络化痰，行气利湿。惟薏仁不切，可删。

3. 痧症第三方

主治：朱砂症，又名心疔。初起脉数，牙紧发慌，手足麻木，闭目不语，喉肿心痛。

组成：牙皂三钱半，藿香三钱半，防风二钱，广木香二钱，枯矾七分，朱砂二钱半，桔梗二钱，广皮二钱半，明雄黄二钱半，甘草二钱，贯众二钱，清半夏二钱，薄荷二钱，北细辛二钱半，降香二钱，金银花二钱。

用法：共为细面，用时先取三分，吹入鼻内取嚏；再用一钱，开水凉冷冲服。前后心如有红点发现，用银针挑破。

【审查意见】有解毒辟秽、通络透窍、止呕清热之功，可以应用。

（六）痘疮

1. 痘疮第一方：三仙散（秦绍先）

主治：痘疮平板不起，不灌浆。

组成：紫草茸二钱，穿山甲三片（炮），真血竭二钱。

用法：共研细末，黄酒冲服。上列分量即为一服之量，食前服。年稚者分二次服；不能饮酒者，水冲服。

【审查意见】气虚者，须加人参、鹿茸，方为合法。痘疮不得灌浆，乃系虚弱现象，可用燕窝、黄酒煎服，或用纯乌鸡血与芫荽煎水，服之必效。

2. 痘疮第二方

主治：小儿痘疮倒陷。

组成：胡桃一个（烧存性），干胭脂三钱，胡荽钱半，水、酒各半盅。

用法：煎服。

【审查意见】虚寒证可用。独用乌鸡血灌之，效更捷。

（七）破伤风

1. 破伤风第一方（苗尔秀）

主治：破伤风。

组成：蟾酥二钱（汤化为糊），干蝎（酒炒）、天麻各五钱。

用法：共为末，合捣为丸，如绿豆大，每服一丸至二丸，即收效。

【审查意见】本病系一种杆状菌，由伤处侵入人体，渐次发青，产生毒素。入血液，经循环，侵神经，以致兴奋增高，痉挛抽搐，相继而起，治宜愈早愈好。本方有镇痉止痛之功，可用。

2. 破伤风第二方

主治：破伤中风。

组成：白花蛇，乌蛇（全取向后两二寸，酒浸润），又取蜈蚣一条（要全者）。

用法：共为末，每服三钱，温酒调服。

【审查意见】有和缓神经、镇痉之效。

3. 破伤风第三方

主治：破伤风。

组成：荆芥五钱，黄蜡五钱，鱼鳔五钱，艾叶三斤。

用法：上药入黄酒一碗，水煎一炷香，热饮之，汗出即愈。百日内忌食鸡肉。

【审查意见】发汗之药。虽无直接杀菌之效，但能使细胞振奋，增强抗毒机能，而血行中之毒素，亦可随汗排出也。

（八）疟疾

1. 疟病第一方

主治：疟病初起，每日一发。

组成：草果一分，巴霜一分，桂枝一分，麝香一厘。

用法：各研细末，每用一分，置膏药内，贴于背部第三骨节。一贴即效，永不再发。

【审查意见】此系秘方，曾经试用有效。

2. 疟病第二方：补中益气加常山槟果汤（邓亮）

主治：虚劳性间日虐。

组成：党参一钱，黄芪二钱，白术二钱，甘草钱半（炙），柴胡三分，陈皮钱半，生姜三片，大枣三枚（破），常山一钱，草果一钱，槟榔一钱。

用法：上十一味，清水煎，去滓，每日二次，食前温服，尤以发时前服为妥。

【审查意见】经验古方，无热者可用。

（九）羊毛疔

1. 羊毛疔第一方（杜蓂）

主治：羊毛疔。

组成：紫花地丁一两，南银花三两，白矾三钱，甘草三钱。

用法：水煎，空心服。此症发时，宜先针挑破前后心之红疹，取去毛丝后，服此方，以获全效。

【审查意见】清凉血液，消解热毒，可用。

（十）黄疸

1. 黄疸第一方

主治：病后身面俱黄。

组成：田螺十个。

用法：水漂去泥，捣烂，露一夜。五更取清汁服二三次，即愈。

【审查意见】有清热利湿之功。治黄疸是否有效，尚待试验。

（十一）瘟疫

1. 瘟疫第一方（赵秀松）

主治：一年瘟疫时灾。

组成：乳香。

用法：每于腊月二十四日五更时，取第一汲井水，浸乳香数粒。至元旦五更时，温热，大、小人每人以乳香一块，饮此水三口，则一年无时灾。以上乃宣圣之法，孔氏七十余代所用之方也。

【审查意见】本会赵图南理事试用有效。

2. 瘟疫第二方：松叶避瘟法（前人）

主治：流行性疫症。

组成：用松叶一斤。

用法：切细，以白酒一斤，煮取四两，每服三钱，日三服。如能时服，可避瘟疫。

【审查意见】舒筋止痛，通利关节，有效。能否辟疫，未敢确定。

3. 瘟疫第三方

主治：瘟疫初起，吐泻转筋。

组成：连翘、葛根各二钱，柴胡、赤芍各三钱，生地、红花各五钱，当归、粉草各二钱，桃仁八钱，枳壳一钱。

用法：先用银针刺破上胳膊肘弯血管，流出紫黑血后，再服解毒活血汤。初起只吐泻，服此方。水煎服。

如见眼窝塌下，汗出不止，身冷转筋，服急救回阳汤。

组成：党参、附子各八分，炮姜、白术各四钱，桃仁、红花各二钱，粉草三钱。

用法：水煎服。

【审查意见】此治霍乱方。首方清热解毒，疏表活血，初起未见吐泻者可用。次方注重强心行瘀，虚脱血滞者可以取效。

4. 瘟疫第四方

主治：感冒，瘟疫，咽喉痛，痧疹等急症。

组成：上苍术一两（制），桔梗六钱，建曲六钱，贯众、滑石、川大黄（炒）、明雄黄、川厚朴（姜炒）、粉草、半夏、川芎、广藿香各四钱，川羌活（炒）、薄荷、枳壳（炒）、白芷、柴胡、荆芥、北细辛、前胡、橘红、牙皂、朱砂、石菖蒲、公丁香、草果（煨，用子）、香薷各二钱。

用法：共研极细面，瓷罐收贮，勿令走气。每遇患者，先以二三分吹鼻中，再以滚姜汤冲服三钱。体虚者加台参四钱，煎汤冲服。前后心如有红点，可用针刺破出血，再用上药。

【审查意见】内消积滞，外疏表邪，无高热者可用。喉痛、痧症均不宜。

5. 瘟疫第五方

主治：流行性热病、中暑、霍乱、痧疹及感冒、咳嗽等症。

组成：明雄五钱，郁金五钱，巴霜四钱，乳香钱半（去油），没药钱半（去油），陈皮钱半，木香钱半，牙皂钱半，胆星二钱，紫蔻三钱，牛黄三分，麝香二钱，琥珀二分。

用法：共为细末，陈醋打糊为丸，如绿豆大，朱砂为衣。

肚胀或感冒、咳嗽、喘、白痢，俱用姜汤下；流行温热病、中暑、霍乱痧症，用阴阳水送下；气滞腹痛，木香陈皮汤送下；热病有痰迷糊，菖蒲竹茹灯心汤送下；胸满，青皮桔梗汤下；赤痢，甘草汤下；白痢，红糖下。以上各症引药，每次一钱，用水煎，空心送下一二丸。小儿减半，孕妇忌服。

【审查意见】此方解热无效。腹痛、胸满、痰饮、赤痢尚属可用。中暑感冒，用之不宜。

二、时令病

（一）感冒

1. 感冒第一方：五虎发汗饮（严级苣）

主治：中风，感冒，身觉乍寒乍热或遍体干热。

组成：萝卜五片，葱须五个，冰糖二钱，胡椒二粒，生姜五片，红莲子一把。

用法：先将冰糖炒过，后入各药，盖锅熬之，以熬化冰糖为止。约用一大碗。临肿时，身入被内，伏在枕头上，一气喝尽，加盖被褥。须臾，浑身汗出，即觉舒服矣。

【审查意见】辛温发汗剂，恶寒重者可用。

2. 感冒第二方（杜冀）

主治：感冒风寒，时行疫病等症。

组成：猪牙皂三钱半，广木香二钱，广藿香二钱，镜面砂二钱半，防风二钱，白芷二钱，细辛三钱半，枯矾二钱，明雄黄二钱半，薄荷二钱，法半夏二钱，贯众二钱，桔梗二钱，广皮二钱，粉甘草二钱。

用法：上药研极细，每服一钱，空心开水送下。

【审查意见】有发散之力，可用。

3. 感冒第三方

主治：四时感冒，恶寒发热。

组成：羌活钱半，柴胡钱二分，升麻一钱，防风一钱，苍术一钱，川芎钱二分，葛根、麻黄、独活、川桂枝、苏叶各一钱，细辛五分，白芷八分，甘草五分。

用法：生姜、葱白为引，水煎，空心服。

4. 感冒第四方

组成：羌活钱二分，柴胡、黄芩、香薷、独活各钱二分，川芎、苏叶、葛根各钱，滑石钱半，陈皮一钱，甘草五分，生地二钱，薄荷一钱。

用法：生姜、葱白为引，水煎，空心服。

5. 感冒第五方

组成：羌活二分，藁本、葛根、黄芩、升麻、川芎、半夏、陈皮、苏叶、独活、苍术各一钱，柴胡钱半，甘草五分。

用法：生姜、葱白为引，水煎，空心服。

6. 感冒第六方

组成：羌活二分，柴胡、川芎、麻黄、升麻、苍术各一钱，当归钱半，苏叶钱半，葛根、独活、黄芩、陈皮、半夏各钱二分，桂枝一钱，甘草五分。

用法：生姜、葱白、元酒为引，水煎，空心服。

【审查意见】第一、三两方，为辛温发汗剂；第二方为辛凉发汗剂；第四方为辛热发汗剂。均系普通四时感受轻微风寒之对证疗法。

7. 感冒第七方

主治：感冒风寒初期，头目不清。

组成：川芎、藿香、藜芦各三钱，雄黄、白芷、牙皂各四钱。

用法：共为细末，用竹管徐徐吹入鼻内，取嚏流涕即愈。

【审查意见】感冒初起，头痛鼻塞者，用之取嚏微汗，可以减轻。

8. 感冒第八方

主治：身冷少气，脉微细而沉迟，口鼻之气亦凉。

组成：制附子二钱，白芷二钱（土炒），澄茄二钱，广皮二钱，干姜一钱（炒），厚朴二钱（姜炒），吴萸钱半，乌药钱半。

用法：生姜三片为引，水煎，徐徐凉饮。

【审查意见】心脏虚弱，体温低降之真寒证，用之有效。

（二）温病

1. 温病第一方（霍子实）

主治：头痛如劈，神识昏昧之温病。

组成：霜桑叶三钱，石菖蒲三钱，白茅根三钱，山栀子二钱，金银花三钱，南竹茹二钱，杭菊花三钱，连翘壳三钱，江枳实三钱，川贝母三钱，羚羊片八分，朱茯神二钱，天竺黄五钱，竹沥一两，朱黄散二分。

用法：冲服，水煎服。

【审查意见】辛凉解热，清血化痰，有效。

2. 温病第二方

主治：热甚发狂之温病。

组成：苏薄荷钱半，金石斛二钱，朱茯神二钱，川贝母三钱，天花粉三钱，连翘壳三钱，羚羊片八分，江枳实三钱，南竹茹二钱，天竺黄五分，石菖蒲八分，竹沥一两，紫雪丹五分。

用法：冲服，水煎服。

【审查意见】有清热安神，化痰镇痉之效。

（三）伤暑

1. 伤暑第一方

主治：暑症吐泻。

组成：藿香一钱，腹皮三钱，香薷二钱，木通钱半，苏叶一钱，黄连钱半（姜炒），扁豆二钱，猪苓二钱，泽泻钱半，茯苓二钱，车前子二钱，鲜姜三片（水煎）。

【审查意见】香薷饮加减，用于暑证湿重者，有清暑利尿之效。

2. 伤暑第二方

主治：暑症自汗，少气，脉虚。

组成：西洋参二钱，石斛三钱，白芍二钱，滑石二钱，款冬二钱，陈皮二钱，知母二钱，沙参三钱，甘草一钱，黄柏钱半。

用法：水煎服。

【审查意见】暑伤元气，津液虚耗，用之为宜。

三、消化器病

（一）腹痛

1. 腹痛第一方（成信德）

主治：久年肚痛。

组成：白芥子三粒（为末），白胡椒粉三分，生姜（大指头大，去皮）。

用法：共捣成小饼，贴脐上，外用油纸隔好。每日早晚各换一次，三日即愈。凡诸般老年肚痛，皆可断根。

【审查意见】有散寒止痛之效，寒证可用。

2. 腹痛第二方（李雅庵）

主治：远年寒积，少腹疼痛，口流淡酸水。

组成：白古月、黄丹、枯矾，以上各三钱。

用法：上药共研极细，放茶碗内和匀，再用生酒拌浓，扣在脐上，半日除根。

【审查意见】暖胃，散寒，止痛，可用。白古月即白胡椒面。

3. 腹痛第三方：征虫丸（石玉）

主治：胸满痞塞，气滞腹疼，不时阵痛，时起时止。

组成：杨梅皮三两，胡黄连、苦参各一两，黄柏、广木香、百草霜各二两。

用法：共为细末，水泛为丸，每次二钱，以白开水送下。

【审查意见】内有郁火结滞者可用。

4. 腹痛第四方（温月亭）

主治：脐下寒冷肚疼。

组成：猪尿泡一个，硫黄三钱（研末），白酒四两半（滚半冷）。

用法：将硫黄、白酒共装入猪尿泡内，缚脐上。酒冷再热之，以疼之为度，最好用两份，轮流缚之。

【审查意见】散寒止痛之外治法，当有效。

5. 腹痛第五方（王俊）

主治：血痰结滞，胸腹痞痛。

组成：青皮一钱，红花一钱，炒蒲黄一钱，贯众炭一钱，枳壳五钱，香附八分，贝母二钱，郁金五分，桃仁钱半，酒军五分。

用法：水煎服。

【审查意见】化痰行气，活血止痛，有效。

6. 腹痛第六方

组成：元胡索二两，胡椒一两。

用法：共为末，每服二钱，温酒下。

【审查意见】止痛行瘀有效。

7. 腹痛第七方

主治：腹痛极甚时，手足皆青，救若稍迟，必致立亡，此寒痛也。

组成：人参三钱，白术五钱（土炒），熟地五钱，砂仁（黄酒拌，九蒸九晒），附子一钱，肉桂一钱，吴萸五分，干姜五分。

用法：水煎服。

【审查意见】阴寒证为宜。

（二）噎膈

1. 噎膈第一方（卢育和）

主治：膈食。

用法：用鸡数只，熬浓汤服之，能止吐；若病过久，必有瘀血。用五灵脂一两，炒搅令烟尽，研末，以淡豆豉一两，炒搅令烟尽，研末，再用韭汁、姜汁、蔗汁各一匙和丸，温酒下。

【审查意见】噎膈症，西医所谓胃癌者是也，本为最难之治病，此方对于胃寒之呕吐或可有效，治噎膈恐难胜任。

2. 噎膈第二方（房西亭）

主治：噎食。

组成：乌梅十三个（水浸去核），硇砂二钱，雄黄二钱，乳香一钱，百草霜五钱，绿豆、黑豆各四十九粒。

用法：将乌梅杵烂，各药为末，入梅再捣，和匀，丸如弹子大，以乳香少许，朱砂为衣。阴干，每服一丸，空心噙化，待药尽，烙热饼一个，劈碎，入热茶泡食之，过三五日，再服一丸，即愈。

【审查意见】食物难下咽，而移能下咽，谓之噎。本方是否有效，尚待试用，但硇砂不可用。

3. 噎膈第三方：狗实散（赵复性）

主治：噎食，病数月不愈。

组成：狗实，威灵仙，盐。

用法：狗实为末，调服一分，以威灵仙二两，盐二钱，二宗捣如泥浆，水一盅，搅匀去滓，调狗实一分，日二服，不过三日即愈，后用补剂可也。

【审查意见】此为《杏林摘要》[①] 之陈方，病势轻微时，或可生效。

4. 噎膈第四方（宋尧）

主治：翻胃噎膈症。

组成：老生姜。

---

① 原文为“合林摘要”。

用法：用老生姜数斤，将粗麻线扎转连串，不可穿损，置粪窖底浸七日，不须水洗，露天掘一地坑，约二尺许，将姜安放，仍以原土覆盖，七日取出，挂透风檐下，勿令日晒及着雨水，七日将姜放瓦上，用热炭火煅炼存性，每一斤只炼得一钱三分，待冷用乳钵擂为细末，称作一分一包，用纸包之备用。患是症者，每日五更，用无灰老酒一杯，调服一包，服二十余日即愈。

【审查意见】此方在胃寒轻浅之证，或可有效，噎膈已成，断难为力。

5. 噎膈第五方（严级苣）

主治：膈气吐食。

组成：大鲫鱼一条。

用法：去肠留鳞，以大蒜片填满肚内，纸包十层，继以泥封晒半干，炭火煨熟，内加平胃散末一两，杵成丸，如梧子大，蜜收，每服三十丸，空心米饮下，百能愈百。

【审查意见】胃寒之吐食，可供一试，用治噎膈，效恐不确。

6. 噎膈第六方（杜蓂）

主治：噎膈反胃。

组成：雄鸡嗉二个（连内食以湿纸包好，黄泥封固，放在灶内近火处焙干），木香一钱，沉香一钱，丁香一钱。

用法：上药为末，用枣肉为丸，如梧子大，每日清早，用姜汤送服三丸。

【审查意见】胃寒气滞者可用，因其辛温疏气，气不逆，则病可缓。

7. 噎膈第七方（卢育和）

主治：谷食下咽即吐，左肋胀痛拒按，脉沉实。

组成：獭肝一具（瓦上焙存性）。

用法：每服一钱，开水下，二剂即愈，愈后微渴，食甘蔗汁而痊。

【审查意见】獭，分海獭、水獭、旱獭三种，其肝之主治，历来用为滋补杀虫之剂，对于噎膈，未知效否，存疑待试。

8. 噎膈第八方

主治：膈症，不通饮食，此乃开关进食之法。

组成：荔枝一枚（去核），蜒蚰一条。

用法：将蜒蚰放在荔枝肉内，再掺好水片三厘于蜒蚰上，即将荔肉裹好，仍放壳内，以线扎好。含口内，有冷涎水渗出，徐徐咽下，一时许，蜒蚰化完，无水渗出，即令吐弃。可以立进，饮食而安。

【审查意见】存待试。

9. 噎膈第九方

组成：糖坊内作过头造之糟一斤，生姜四两。

用法：共捣烂作薄饼，晒干磨末，磁罐盛贮。每早以开水调服二钱，其味最美。

【审查意见】糖糟、生姜合用，止呕有效，治噎膈恐不确。

10. 噎膈第十方

主治：噎膈反胃。

组成：白花蛇一条（切碎）。

用法：令公鸡食之，取便粪焙干，研末为丸，朱砂、麝香为衣，每服一钱，白酒下。

【审查意见】白花蛇，能消肿反治诸恶疮，再经鸡食取粪便，用治食道肿胀，或可见效。

11. 噎膈第十一方

主治：噎食不下。

组成：急性子。

用法：酒浸三宿，焙干为末，酒糊丸绿豆大，每服八粒，温酒下，不可多。

【审查意见】急性子即凤仙子，古医谓有催生作用，以治噎症，殆亦由此推想而来，效否，尚待研究。

（三）胃痛

1. 胃痛第一方（郭士祥）

主治：九种心疼及一切气痛。

组成：广木香、土茄楠香、公丁香、乳香、没药、白古月、明雄黄、藏红花、桃仁、五灵脂、元胡、香附各等分。

用法：上药共为细末，过箩，每服一钱，空心，黄酒送下。

【审查意见】气滞血瘀，为疼痛病之总原因。俗谓心疼有九种，似不必拘泥于此，当审患者之寒热、宿食、虫祟与瘀饮之分，再触其患部，是否拒按，而定虚实，如是则诊断确实，而治当效也，此方用于气滞血凝之胃痛有效。

2. 胃痛第二方（卢育和）

主治：一切心痛。

组成：马兜铃一斤（烧存性）。

用法：以酒调服三钱，立效。

【审查意见】存待试。

3. 胃痛第三方（马荣文）

主治：心、胃痛。

组成：五灵脂、玄胡索、莪术、当归、良姜各等分。

用法：共为细末，每服二钱，空心，用水送下。

【审查意见】宣散气血之瘀滞，有效。

4. 胃痛第四方：四香汤（温碧泉）

主治：胃脘痛。

组成：沉香四钱，丁香钱半，香薷皮三钱，香附二钱，吴萸四钱，炒白芍钱半，薤白二钱，瓦楞五钱，茯苓五钱。

用法：混和煎汤，食后热服。

【审查意见】此方辛温疏气，为芳香性健胃药，用于胃寒作痛，有效。

5. 胃痛第五方（叶琮）

主治：胃寒脘疼，食不消化。

组成：生姜一斤，牛皮胶。

用法：用生姜一斤，捣取自然汁。碗许，入牛皮胶、乳香末、没药末各五分，同煎，胶化离火，将药作三四块膏药，每用一张，贴于疼处，用绸绑捆，三时后，取周岁小孩所穿之鞋一双，铜钱上烘热，置膏轮流熨之，熨至膏硬，另换再熨，以愈为止。

【审查意见】贴膏及外熨，用于慢性病，确甚相宜，益有增进细胞机能，催促血行，松解肌肉挛缩之力也。

6. 胃痛第六方（张士才）

主治：胃痛。

组成：陈水獭肝（愈陈愈佳，煅灰）。

用法：黄酒吞下钱半，痛止不复发。

【审查意见】水獭肝，性质甘温有毒，作杀虫解毒药，用治胃痛，效否待试。

7. 胃痛第七方

主治：寒食里聚，消化不良，胃疼等症。

组成：黑丑二两，砂仁一钱五分。

用法：分为八次，每次服一副，白开水冲服，以病见轻为度。

【审查意见】砂仁消食止痛，黑丑攻积通便，确有停滞者可用。

8. 胃痛第八方

主治：心痛有火者。

组成：贯众三钱，白芍三钱，栀子（酒炒）三钱，甘草二钱。

用法：水煎服。

【审查意见】贯众为破积行瘀专药，兼积滞者，方可用之。

9. 胃痛第九方

组成：良姜三钱，肉桂一钱，白术（土炒）三钱，甘草一钱，草乌一钱，苍术三钱（米泔水浸），贯众三钱。

用法：水煎服。

【审查意见】止痛有效，但以寒证为宜。

10. 胃痛第十方

主治：心胃大痛危急者。

组成：桂心、五灵脂、良姜各等分。

用法：共为末，热醋汤调服一钱，立止。

【审查意见】寒凝血滞者，用之有效。

11. 胃痛第十一方（米荣惠）

主治：男女一切胃寒疼痛，腹胀等症。

组成：鲜姜一斤（切片），赤糖一斤。

用法：用瓷盘一个，排放鲜姜一层，撒赤糖一层，如此排放，以鲜姜排尽，赤糖撒完为止，初伏后蒸七次，晒七次，然后置瓷臼内，用木锤共捣成团，收入瓷罐内候用。早晚空心用一匙，开水化开，服之甚效。

【审查意见】生姜有止痛镇呕，振兴食欲之功效。气味辛辣，兼有刺激作用，胃寒用之，甚相得也。

12. 胃痛第十二方：和胃五香丸（赵定之）

主治：男女心胃各种气痛，肝胃气滞，呕吐吞酸等症。

组成：土沉香二钱，广木香三钱，公丁香二钱，乳香钱半，广藿香三钱，油川朴三钱，老蔻米三钱，醋柴胡三钱，炒砂仁钱半，广皮二钱，枳壳二钱，元胡钱半，炒果仁二钱，五灵脂二钱，青皮钱半，台麝四分，生白芍三钱。

用法：共为细面，神曲糊为丸。每丸一钱重。每服二丸，空心，开水送下。

【审查意见】此方汇集芳香辛燥之品，有鼓舞胃壁神经，辅助消化机能之效，慢性胃加答儿，以及神经性胃痛等症，用之均宜。

（四）泄泻

1. 泄泻第一方（赵凌云）

主治：洞泄，虚中兼实。

组成：于术二钱，党参三钱，菟丝三钱，故纸二钱，白芍二钱，泽泻二钱，云苓二钱，煨葛二钱，木香一钱。

用法：荷叶为引，水煎温服。

【审查意见】健脾补肾，行气利水，对证用之有效。

2. 泄泻第二方（赵凌云）

主治：伤食泄泻。

组成：白术钱半，茯苓二钱，炙草一钱，陈皮二钱半，半夏二钱，焦楂三钱，砂仁一钱，苍术一钱，厚朴一钱。

用法：水煎，温饮。

【审查意见】通行方，泄泻初作，痛势不剧，亦无热候，但觉脘闷呕恶，腹胀或痛者，此方可用。

3. 泄泻第三方（贾锡祜）

主治：疳积，好食泥土，泄利。

组成：干蟾五枚（酥炙），川黄连一两，母丁香一两，姜朴一两，草龙胆一两，夜明砂五钱，蝉壳五钱，诃子皮五钱，朱砂五分，麝香五分。

用法：捣烂为细末，用炼蜜一半，白面糊一半，和丸黍米大。每服十丸，看儿大小加减，不拘时，米饮下。

【审查意见】有杀虫、健胃、止泻之效。

4. 泄泻第四方（马荣文）

主治：脾胃两虚，五更泄泻。

组成：菟丝子、五味子、山茱萸、淮山药、肉豆蔻、砂仁、橘红、芡实、人参、补骨脂、巴戟天各等分。

用法：以上各等分，共研细末，水泛为丸，如绿豆大，每以五十丸，空心，开水送下。

【审查意见】通行方，可用。

5. 泄泻第五方（米荣惠）

主治：脾虚泄泻，及老人五更泻。

组成：黄老米（炒），莲子（去心）三个，猪苓五钱，泽泻五钱，广木香钱半，白术（炒）五钱，白糖一两，煨干姜二钱。

用法：上药共为细末，每服三钱，空心，白汤下。

【审查意见】有消导、健脾、利水之效。

6. 泄泻第六方：温脾去湿汤（赵秀松）

主治：脾胃寒湿泄泻。

组成：梅术三钱，川朴根二钱，蜜半夏三钱，广皮钱半，茯苓二钱，蔻仁三钱，干姜二钱，炒苡仁三钱，炙草一钱，炒泽泻二钱，焦术三钱，大枣三枚（去核）。

用法：水煎，连服二剂即愈。

【审查意见】健脾，燥湿有效。

7. 泄泻第七方：治久泻不止验方（米荣惠）

主治：专治久泻不止，诸药无效。

组成：黄丹一两（水飞），枯矾一两（为末），黄蜡一两。

用法：将黄蜡放铜杓内化开，加入黄丹，与枯矾调匀，热丸黄豆大。每服二丸，开水送下，一服立止。

【审查意见】此烧针丸以黄蜡易朱砂之方，有收涩制泌之效。

8. 泄泻第八方：止泻利便汤（赵青松）

主治：水泻，小便不利。

组成：茅术钱半，川朴根钱半，广皮钱半，炙草一钱，蔻米二钱，茯苓三钱，焦术三钱，炒苡仁三钱，车前子三钱（布包），泽泻二钱，干姜二钱，通草钱半，大枣三枚（去核）。

用法：连服二剂即愈。

【审查意见】有健脾、燥湿、利水之功。

9. 泄泻第九方

主治：老人多年脾虚泄泻。

组成：吴萸三钱（炮）。

用法：过入水煮汁，入盐少许，顿服，则膀胱暖而水道清矣。

【审查意见】吴茱萸，有温中开郁，止呕止泻之效。肠壁吸收机能迟缓者，可用。

10. 泄泻第十方

主治：肚胀经久，忽泄泻不止。

组成：益智仁二两。

用法：面裹煨，煎汤立瘥。

【审查意见】研末，每服三钱，虚证水泻，不兼杂症者可用。

11. 泄泻第十一方

主治：久泻。

组成：炙黄芪三钱，白茯苓二钱，炮附子三钱，炙粟壳二钱，人参二钱，炒山药四钱，煨诃子二钱，草果二钱，炒白术三钱，炒干姜二钱，煨肉蔻二钱，丁香五分，肉桂钱半，陈皮二钱，厚朴二钱。

用法：共研细末，姜汤调服四钱。

【审查意见】温补健脾剂，久泻属虚寒者可用。

（五）痞病

1. 痞病第一方（张俭）

主治：痞块。

组成：阿魏五分，五灵脂（炒烟尽）五钱。

用法：共为末，以黄雄狗胆汁和丸，如黍米大，每空心服三十丸，白水送下。

【审查意见】行瘀化积专药，宜酌加活血、行气、止痛之品。

2. 痞病第二方（杜蓂）

主治：痞块及癥瘕等症。

组成：炮甲珠三钱，砒霜三钱，瓦松三钱，孤蒜三钱，乌梅三钱，白硝三钱。

用法：以上共捣成泥，贴在患处。

【审查意见】年久痞块可用，贴时不宜过久，恐引起皮肤炎症。

3. 痞证第三方

主治：小儿痞证，食不消化，面黄肌瘦，腹痛等。

组成：建莲子四两，茯苓四两，芡实四两，扁豆四两，山药四两，苡米四两，神曲二两，麦芽二两，党参二两，使君子二两，东山楂二两，生草二两，糯米二升，白糖二斤半。

用法：共为细面，每早开水送下三钱。

【审查意见】健胃理脾，杀虫益精，小儿服之，甚属相宜。

（六）胁痛

1. 胁痛第一方（成信德）

主治：肝胃气痛，妇人患者最多。发时，坐卧不安，寝食皆废，两胁作痛。

组成：福建荔枝根四两，猪肉一斤。

用法：同入锅煮烂，淡食之，即可永不复发，甚为有效。

【审查意见】存待试。

2. 胁痛第二方（景寿轩）

主治：肝气郁结，脘胁疼痛，饮食少思。

组成：白玫瑰花一两，代代花一两，茉莉花一两，厚朴花一两，新会皮一两，原高粱十斤，冰糖一斤。

用法：共入罐内，封固，一月余取出，即成药酒，装瓶，每用二三盅，空心饮之。

【审查意见】有舒郁、行气、活血之效。

3. 胁痛第三方

主治：胸胁气痛流注，或有一处如打扑状，不可忍，走注不定，静时该处冷如冰。

组成：白酒，杨柳白皮。

用法：用白酒煮杨柳白皮，热熨之，痛即止。

【审查意见】酒煮杨柳皮，乘热熨之，能定痛行气，以治气痛，可见效。

4. 胁痛第四方

主治：肾气上逆，以致胁腹疼痛。

组成：铁皮四两，胡桃仁四两，蜂蜜四两。

用法：共为一料，分为三，早晨服完，开水送下。

【审查意见】铁皮降火潜阳，用作镇逆；胡桃仁补肝肾，暖腰膝。凡肾虚为风冷所乘者，用之有效。

5. 胁痛第五方

主治：左右胁痛，肝火盛而木气实者。

组成：柴胡、川芎、白芍（酒炒）、青皮、枳壳（炒）各一钱五分，甘草五分，香附（制）一钱，当归（酒洗）一钱，龙胆草一钱，木香四分，砂仁一钱。

用法：加生姜一片，水煎，温服。

【审查意见】泻肝行气有效。

6. 胁痛第六方

组成：熟地（砂仁、黄酒拌，九蒸九晒）一两，白芍（酒炒）二两，当归一两，山萸五钱，白芥子（炒）三钱，山栀子（酒炒）一钱，甘草三钱。

用法：水煎服。

【审查意见】胁痛，多属神经病。本方有滋补清润之功，神经虚弱枯燥者，用之有效。

（七）消化不良

1. 消化不良第一方：健胃散（张泽霖）

主治：消化不良，胃痛呕逆。

组成：生鸡子壳一两。

用法：去内皮洗净，锅中焙透存性，研极细末，白糖拌匀。每服五分，开水送下。

【审查意见】鸡子壳之无机成分为钙盐类，火焙内服，能中和胃酸，促进消化机能，胃酸过多症用之有效。

2. 消化不良第二方：玉芝丸（沈仲圭）

主治：胃呆食少，脾虚久泻，妇人白带。但食少非缘中虚，白带由于温热，久泻属于大衰者，皆不对证。因本方以健脾固涩为主也。

组成：猪肚一具，建莲肉适量（去心衣）。

用法：先将两物煮烂，然后捣和为丸，烘干。每服五六钱，日一二次，白汤下，平人、小儿、老年长服甚妙。

【审查意见】猪肚温胃，莲肉健脾，虚症用之相宜，再加入砂蔻、麦曲等消食之品，收效尤捷。

（八）肠痈

1. 肠痈第一方：甜瓜当归蛇蜕汤（赵青松）

主治：专治肠痈，小腹肿痛，小便似淋，或大便难且下脓者。

组成：甜瓜子一合，当归一两（炒），蛇蜕一条（研细末）。

用法：水煎，每服四钱，食前服。

【审查意见】有活血散肿之效，轻症尚可。

2. 肠痈第二方：植林氏肠痈特效汤（张泽霖）

主治：大、小肠痈初起，并可治酒积腹痛属实者。

组成：柴胡三钱五，生大黄三钱（冷开水泡取汁和服），山楂四钱，枳实三钱五分，木香九分，甘草八分。

用法：加鲜生姜三钱，苦酒、醋半盅为引，水煎服。

【审查意见】实证可用。

（九）积聚

1. 积聚第一方：积聚丸（卢育和）

主治：癥瘕，癖癖，积聚。

组成：阿魏一两二钱，石碱四钱。

用法：为末，做成丸二百四十粒。每日服三次，每次三丸，开水送下。

【审查意见】阿魏为消痞化积专药，石碱有辅助消化之功，相伍为用，当能见效，但阿魏有恶臭，胃弱者慎用。

2. 积聚第二方（白耀亭）

主治：积聚，癥块。

组成：雌、雄海马各一枚，木香一两，大黄（炒）、白牵牛（炒）各二两，巴豆四十九粒，青皮二两。

用法：童便浸软包巴豆青皮，扎定，入小便内浸七日取出，面炒黄色，去豆不用，取皮同各药研末。临卧时每服二钱，开水送下。

【审查意见】此方消瘕破癥，行气导滞有效。惟巴豆青皮，浸入童便，经七日之久，则其有效成分，大部已去，所余青皮一味，殆无若何力量，故宜少浸片刻为是；或但以青皮巴豆同炒，去豆不用，亦有良效。

3. 积聚第三方：阿魏化积丸（赵文生）

主治：癥瘕，集聚，痞块，一切气滞等症。

组成：阿魏七钱，南星三钱，半夏三钱，焦三仙一两，枳壳二钱，枳实二钱，广木香三钱，三棱二钱，莪术二钱，元胡二钱，柴胡三钱，白芍三钱，藕节二钱，槟榔三钱，附子二钱，青皮二钱，莱菔子二钱，沉香二钱，当归五钱。

用法：共为细面，蜜为丸，如桐子大。每服三钱，空心早晚开水送下。

【审查意见】有消积、化滞、散寒之功，用于寒凝结滞之实证为宜。

4. 积聚第四方

主治：五积六聚，心胸胀闷，倒饱呕吐，胃脘疼痛等症。

组成：巴豆（去油）、莪术、杏仁、川椒、胡椒、官桂、青皮、陈皮、干姜、元茴、良姜、川芎、牵牛各等分。

用法：共为细末，面糊丸，每粒重一分，临睡卧用开水送服一丸。

【审查意见】此亦破积散寒效方，巴豆、官桂、牵牛，宜较他药减少三分之二。

5. 积聚第五方（姚佑泰）

主治：痰与食积，死血成块者。

组成：海石、三棱、莪术、桃仁、红花、五灵脂、香附子、蚶壳、石碱各等分。

用法：为末，醋粉丸，白术煎汤下。

【审查意见】消积，化痰，破瘀血，对症有效。

6. 积聚第六方

主治：男女各种积聚，酒积，血积，气积，胃酸过多，遗精，白带，小儿疳症。

组成：木香二两，槟榔四两，全蝎一两，僵蚕一两，陈皮一两，青皮四两，三棱一两，莪术一两，茵陈一两，牙皂一两，黑、白二丑各五两，大黄五钱。

用法：共为细末，水泛，面糊为丸，如米大。每服二三钱，武夷茶送下。小儿按岁酌量应用。此药虽峻，但不伤元气。

【审查意见】此方温化导滞，舒郁破结，实证相宜，虚弱者慎之，孕妇忌服。

7. 积聚第七方

主治：男女各种积聚。

组成：生大黄、熟大黄、三棱、莪术各四两，黑丑一斤。

用法：共为细末，水泛为丸，梧子大，红曲为衣。每早空心开水送下二三钱。

【审查意见】功能泻气破血，化积聚、留饮、宿食，荡涤肠胃，推陈致新，女子寒凝、血闭等症，用之相宜，虚人慎之。

（十）疝气

1. 疝气第一方

主治：疝气。

组成：金铃子三钱，胡芦巴二钱（炒），荔枝核七个（蜜水炒），枸橘二钱（炒），广木香八分，焦槟榔二钱，上元桂八分，茯苓二钱，小茴香八分。

用法：水煎，空心服，三服见效。

【审查意见】有温涩、散寒、利湿之效。

2. 疝气第二方：楝茴萸荔饮（沈仲圭）

主治：疝气。

组成：金铃子三钱，吴茱萸一钱，荔子核十粒，小茴香一钱，广木香八分，枳实钱半。

用法：水煎服。

【审查意见】金铃子即川楝子，有行气消炎之效；荔核散肿止痛，为理疝专药；吴萸、茴香、木香、枳实温补疏导，并具特长；睾丸炎而无高热者用之有效。

3. 疝气第三方（严级苣）

主治：偏坠小腹疼痛。

组成：胡芦巴八钱，茴香六钱，巴戟（去心）、乌头（泡去皮）各二钱，楝实（去核）四钱，吴茱萸五钱。

用法：全炒，然后研细末，以酒糊为丸，如梧子大。每服五六丸，用盐水和酒各半送下，立效。

【审查意见】脱肠症未至嵌顿，又无高热者可用。

4. 疝气第四方（戴河清）

主治：偏坠作痛。

组成：芙蓉叶五钱，黄柏三钱，木鳖子仁一个。

用法：共为末，醋调涂阴囊，其痛自止。

【审查意见】此方消炎止痛甚效。睾丸炎红肿高涨者宜用。

5. 疝气第五方（郑世贤）

主治：睾丸肿痛及偏坠方。

组成：大黄，小茴，黑丑（取头末），破故纸（去皮）。

用法：等分为末，每服二钱，空心热酒调下。便下黄痰、涎水、脓血神效。

【审查意见】小茴、故纸用量宜减半。酒服不妥，可以开水冲服。此方以通便为主眼，盖无论睾丸肿痛或偏坠，可因大便之通利，减少发炎之程度，间接的达到治疗之目的。

6. 疝气第六方：楝实丸（赵复性）

主治：癞疝肿痛不能忍。

组成：川楝子肉五两。

用法：分作五份，一两用故纸二钱炒黄；一两用小茴三钱，食盐五分同炒；一两用莱菔子一钱同炒；一两用二丑三钱同炒；一两用斑蝥七个（去头足）同炒炼；去食盐、莱菔子、二丑、斑蝥，只留楝子、故纸、小茴，同研为末，以白酒打面，糊为丸，如梧子大，每日空心白酒下五十丸。

【审查意见】理疝专药，有效。

7. 疝气第七方

组成：谷树叶。

用法：三月三、五月五采取，线穿阴干。要择如云板者，每用四钱，煎汤服，服后即小便一二次立愈。轻者一服，重者二服。

【审查意见】谷树叶殆系土名，性状、功效俱不详，姑存之以待识者是正。

8. 疝气第八方

主治：疝气初起，必发寒热疼痛，欲成囊痈者。

组成：新鲜地骨皮四两，生姜五钱。

用法：共捣如泥，以绢包于囊上，其痒异常，一夕即消，永不再发。

【审查意见】散肿止痛有效。

9. 疝气第九方：暖肝煎

主治：肝肾阴寒，小腹疼痛，疝气等症。

组成：当归（酒洗）二三钱，枸杞三钱，茯苓二钱，小茴（盐水炒）二钱，肉桂（盐水炒）一钱，乌药二钱，沉香一钱。

用法：加生姜三片，水煎服。如寒甚者，加吴萸、干姜；再甚者，加附子。

【审查意见】治寒疝有效。

10. 疝气第十方：逐狐丹

主治：狐疝立则出腹，卧则入腹。

组成：当归一两，柴胡一钱，白芍（酒炒）二钱，王不留行三钱，楝肉三钱，乌药钱半，云苓三钱。

用法：水煎，温服。

【审查意见】所谓狐疝，即远纳性脱肠症。此方平稳，可用。

11. 疝气第十一方：天台乌药散

主治：小肠疝气，牵脐腹疼痛。

组成：乌药五钱，木香五钱，小茴香（盐水炒）五钱，良姜（炒）五钱，青皮五钱，槟榔二钱，川楝子十个，巴豆七十粒。

用法：先以巴豆微打破，同川楝麸炒黑，去麸及巴豆不用，余药为细末，黄酒送下。

【审查意见】李东垣方，疝气用之有效，兼治下焦寒湿，腹痛胀满等症。

12. 疝气第十二方

主治：疝气危急。

组成：地肤子（炒）。

用法：研末，每服一钱酒下。

【审查意见】地肤子苦寒泄热，利尿通淋，疝气用之，有消炎之功。

（十一）吐血

1. 吐血第一方（马荣文）

主治：吐血。

组成：桃仁七粒（去皮尖），杏仁七粒（连皮尖），白石榴半个。

用法：黄酒煎服，即效。

【审查意见】此方有收涩、降逆、去瘀之效，可用。

2. 吐血第二方（赵炳）

主治：吐血。

组成：雄猪肺一个。

用法：不见水，童便内浸一昼夜，取出，再用藕汁、人乳、童便、梨汁、萝卜汁、杏仁汁各一碗，不加水，入瓦罐，用炭火煮烂，忌铁器，将炒糯米粉和入，焙干为丸。每服三四钱。

【审查意见】有滋补养肺，止血降气之效。肺出血可用。

3. 吐血第三方：金线吊芙蓉（卢育和）

主治：痨症吐血。

组成：猪肺一个（净水洗三次）。

用法：以朱砂三分，川椒每岁一粒，灌入，再将肺刺七孔，每孔嵌桃仁一粒，蒸自然汁，连肺食之。

【审查意见】肺出血不发高热者，可用。

4. 吐血第四方（孙逸圣）

主治：吐血。

组成：生地炭五钱，黄芩三钱，侧柏叶三钱，桔梗二钱，焦栀子二钱，蒲黄三钱（炒），阿胶三钱，白茅根三钱，杭白芍二钱半，甘草一钱。

用法：以上十一味捣烂为末，以莱菔汁一杯，童便一杯为引，服下。

【审查意见】血分有热者可用。为末内服，不如煎服为善。

5. 吐血第五方

主治：吐血。

组成：蒲公英。

用法：用蒲公英日久嚼食，鲜者最佳；如无鲜者，干者也可。用干者可煎水饮之，惟不及鲜者功效切实。

【审查意见】蒲公英清热消肿甚佳，吐血有热者可用。

6. 吐血第六方（郑世贤）

主治：吐血。

组成：桑根白皮（去粗皮及心，留根上白皮煨）。

用法：与猪肉淡食，数日即愈。

【审查意见】此治咳血方，桑白皮有清肺泻热之效。以治咳血，能收间接之效。

7. 吐血第七方（赵亚曾）

主治：衄血，吐血，日久不愈。

组成：生地三钱，阿胶三钱，川芎二钱，桔梗二钱，炒蒲黄三钱，黑艾二钱半，茜草根二钱，白芍炭三钱，麦冬二钱，棕皮炭钱半，柏叶炭二钱，甘草一钱，归身三钱，五味子五分，鲜姜三片。

用法：水煎，空心温服。

【审查意见】通行方，有凉血、止血之功，血热妄行者有效。

8. 吐血第八方：花蕊石散（李守孝）

主治：五内崩损，喷血倾盆。

组成：花蕊石（煅存性）。

用法：研如粉，以童子小便一杯（男加酒一半，女加醋一半），将瘀血化为黄水，后用独参汤补之。饭后服二钱，病重者服五钱。

【审查意见】花蕊石止血行瘀有效，局方花蕊石散，与硫黄配合，兼有温通之功，此方去硫黄，亦无不可。

9. 吐血第九方

主治：胃热吐血。

组成：大、小蓟根。

用法：捣汁，入黄酒少许，每服半茶盅。

【审查意见】二蓟清热凉血甚效。

（十二）臌证

1. 臌症第一方：臌胀丸（牛应中）

主治：新、久诸般臌胀症。

组成：广木香二钱，芫花二钱，神曲三钱，焦麦芽三钱。

用法：前四味共为细末，以面糊、加醋少许为丸，如梧子大。每次服三钱，白开水送下，二日服一次，六日服完。

【审查意见】新病可用，久病不宜。

2. 臌症第二方（刘铭）

组成：萝卜子四两，巴豆十六粒（同炒），牙皂一两五钱（煨去弦），沉香五钱，枳壳四两（火酒煮，切片），大黄一两（酒焙），琥珀一两。

用法：共为末，每服一钱，随病轻重加减。鸡鸣时温酒送下，姜皮汤下亦可，后服金匮肾气丸，调理收功。

【审查意见】臌胀症按之坚硬而满，便溺不通，脉沉而强者，用之方妥，虚弱之人不可服。

3. 臌症第三方：猪肚大蒜汤（刘铭）

主治：臌胀。

组成：雄猪肚子一个（入大蒜四两），槟榔三钱（研末），砂仁三钱（研末），木香二钱。

用法：槟榔、砂仁、木香入新砂锅内，煮猪肚子，熟后，空心服之，立效。

【审查意见】有养胃消食，行气利水之效。

4. 臌症第四方

主治：男子水臌症。

组成：当归二钱，青皮三钱，木通皮三钱，灯心五十寸，苍术四钱，二丑四钱，茯苓皮二钱，滑石三钱，肉桂一钱，姜皮二钱，车前子三钱。

用法：水二碗煎服。

【审查意见】能利尿散寒，消导停滞。实证水肿兼食积者用之有效。

5. 臌症第五方

主治：妇人水臌症。

组成：当归三钱，红花三钱，羌活钱半，车前子三钱，木通三钱，川芎二钱，青皮二钱，大腹皮二钱，陈皮三钱，砂仁钱半，肉桂一钱，茯苓皮三钱，知母钱半（盐炒），二丑四钱，苍术四钱，甘草皮三钱，姜皮三钱。

用法：黄酒为引。

【审查意见】此方活血利水，健胃燥湿，实证用之相宜，虚人忌用。

6. 臌症第六方

主治：气郁，气胀。

组成：生萝卜子二两（研末）。

用法：以生萝卜捣烂，和子绞取汁，将砂仁二两浸汁内一宿，捞起晒干，再晒七次为度。每服一钱，第饮调下立愈。

【审查意见】萝卜子下气除胀，砂仁和胃行气，方简易醇，堪资取用。

7. 臌症第七方

主治：水臌肿胀。

组成：火龙皮（即打铁所落之屑），白蜂蜜。

用法：将火龙皮捣烂，绢箩罗过，蜂蜜为丸，核桃大，每服一丸。

【审查意见】火龙皮，镇逆潜阳，治狂有效，水臌是否相宜，尚须试验。

8. 臌症第八方：鸡金散（张士才）

主治：气臌。

组成：鸡内金一具，沉香、砂仁各二钱，沉香树五钱。

用法：共为细末，每服钱半，姜汤下。

【审查意见】有行气导滞之功，轻症可用。

（十三）腹胀

1. 腹胀第一方（李隆英）

主治：五天大小便不下，腹胀坚硬如石。

组成：白芥子八钱，葱白十五根，麦麸半斤，连翘一钱五分，滑石粉六钱，吴茱萸二两，芒硝一两。

用法：以上各药共捣如泥，用砂锅炒热，盛布袋内，置脐上暖之。如冷，再炒，再换，连换五六次，大小便即下，腹硬立愈。

【审查意见】习惯性便秘，或体虚不任攻下者，此法可用。

2. 腹胀第二方（卢育和）

主治：单腹胀。

组成：汾酒一两（热），葱白一握（切碎），食盐一斤。

用法：将葱、盐入锅内炒焦黄，先以热酒喷腹上，用手摩按，由上而下，约一小时；再以纸贴腹上，随用葱、盐敷患部，用布包束，过夜，次日如法换之，胀势即减，三日全消。

【审查意见】以酒按摩，能使皮肤充血，肌肉弛缓；再以葱、盐外熨，活血止痛，消胀散肿之功，更为强大，稳妥可用。

3. 腹胀第三方（霍泰生）

主治：单腹胀，兼泻下血，食后愈胀。

用法：先服加减逍遥散二剂，血止，继以异功散加腹皮一钱，厚朴八分，连进十余剂，其势渐杀，后重用参、术调理即愈。

【审查意见】局方逍遥散（当归、柴胡、白芍、白术、茯苓、炙草、煨姜、薄荷）为舒郁、活血、舒滞之剂；异功散（人参、白术、陈皮、茯苓、甘草）有健脾补气之功。单腹胀基于血行壅滞、水气停潴者，二方均属可用，但兼泻血者，须加入棕炭、阿胶、地榆、艾叶等理血之品。

4. 腹胀第四方：加味枳术汤（赵青松）

主治：心坚大如盘边，如伏杯，因寒气水饮所作。

组成：焦术三钱，炒枳实三钱，茯苓三钱，川朴根二钱半，桂枝二钱，鲜姜三片。

【审查意见】水饮停留，胸脘痞闷，腹胀，小便不利者，为本方之适应证。

（十四）便血

1. 便血第一方：大便下血良方（秦绍先）

主治：粪后下血。

组成：椿皮二钱半（炒），当归钱半，黑地榆一钱，伏龙肝一钱，川芎一钱，白芍一钱，生地八分，艾炭六分，陈醋一匙，熟地一钱。

用法：先煎伏龙肝，取水煎药，煎成后，加入陈醋，每早晚温服一剂，三剂痊愈。

【审查意见】清热止血，且有收敛性，可用。

2. 便血第二方（严级苣）

主治：大便下血。

用法：山楂肉为末，艾叶汤调下，即效，或以丝瓜藤烧枯研末，淡酒冲服，亦效。

【审查意见】轻症有效，服时用酒未妥，宜以白水代之。

3. 便血第三方（焦鸿钧）

主治：肠风下血。

组成：炙椿根皮三钱，炙桑白皮三钱，武夷茶三钱，白糖三钱。

用法：水煎，空心一服，即愈。

【审查意见】轻症可用，有凉血、止血、清热之效。

4. 便血第四方（严级苣）

主治：大便血。

组成：南货店所售之洋菜少许。

用法：入水煎化，温服一盏，日服二三次，半日内即效。

【审查意见】轻症可用，有兼症者，须酌加其他药品。

5. 便血第五方（戴清河）

主治：大肠下血。

组成：瓦松（烧灰存性）五钱，汉三七（炒）二钱。

用法：共研末，每次开水冲服一钱，日三服。

【审查意见】凉血、止血专剂，宜加阿胶、白芍、生地、侧柏叶等，其效尤捷。

6. 便血第六方（秦绍先）

主治：专治大便下血。

组成：青黛二钱四分，青盐一钱二分，地榆三钱六分。

用法：以水三杯，煎作一剂。食前温服，连服二剂，即愈。

【审查意见】泄热止血，有效。

7. 便血第七方（赵炳）

主治：肠风下血。

组成：橄榄（烧灰存性）。

用法：研末，每服二钱，米饮调下。

【审查意见】轻症有效。

8. 便血第八方（许辅廷）

主治：多年大便下血。

组成：老槐树上的槐蘑菇四两，绿豆芽半斤，赤糖四两。

用法：将前二味用水煎成，去渣；水内入赤糖，熬成稠汤，服之即愈，年多者，两服去根。

【审查意见】此方有止血、收敛、温运之功，尚可试用。

9. 便血第九方：生地地榆茅根汤（王良辅）

主治：便血。

组成：焦生地、焦地榆各三钱，焦茅根五钱，焦柏叶三钱，炒续断、炒竹茹各二钱，龙骨钱半，全当归四钱，灶心土二钱。

用法：上药九味，以水三茶碗，煎留一茶碗，去滓温服，每晚服一剂。

【审查意见】有清热凉血、止血涩肠之效。

10. 便血第十方

组成：乌贼骨（漂淡研末）。

用法：每服一钱，米饮送下，或木贼汤调服亦可，十日痊愈。

【审查意见】有滋补收涩之功，虚证可用。

11. 便血第十一方

主治：内热便血，腹中疼痛。

组成：焦地榆三钱，熟地炭三钱，焦金银花五钱，白菊花五钱。

用法：水煎，温服。

【审查意见】清热止血，可用。

12. 便血第十二方

主治：大便下血。

组成：椿根皮四两，当归、红花、金银花、地榆、甘草各二钱半，元肉二两。

用法：水煎，空心服。

【审查意见】瘀热性下血用之，有清热活血、收涩固肠之效。

13. 便血第十三方

用法：槐花子炒为末，糊丸梧子大，每服三四十丸，开水下。

【审查意见】槐花子为治便血之特效药，若加炒芥穗、焦地榆、侧柏炭，其效尤捷。

（十五）便秘

1. 便秘第一方：舒肝利便汤（赵青松）

主治：肝脾不和，大便不利。

组成：银柴胡钱半，当归一钱，生白芍三钱，茅术二钱，茯苓三钱，粉草一钱，苏薄荷一钱，川朴根钱半，炒枳壳钱半，火麻仁三钱，苁蓉三钱，广藿香二钱，元明粉钱半，鲜姜三片。

用法：水煎服。

【审查意见】此方有疏泄肝气，润燥滑肠之功。

2. 便秘第二方：瓜蒂通便法（赵复性）

主治：大便不通。

组成：瓜蒂七枚。

用法：为细末，用棉布裹住，塞入肛门内，即通。

【审查意见】此外导法，可用，但不如和蜜导之为妥。

3. 便秘第三方：更衣丸

主治：无故而大便不通者。

组成：芦荟五钱，朱砂五分。

用法：共为细末，以饭为丸，如梧子大。每服一钱，开水送下，即通。

【审查意见】此系古方，常习性便秘可用。

4. 便秘第四方

主治：大便不通，燥结热甚者。

组成：活蜗牛七个，好盐七块。

用法：同捣如泥，贴脐下二指处，贴后肚内若鸣即去。如大便不止，可喝甜面汤一碗。

【审查意见】蜗牛有解热利尿之功，与盐同用，以治便秘，效否待试。

5. 便秘第五方

组成：大黄一两，牵牛五钱（头末）。

用法：共为末，每服三钱，酒调下。

【审查意见】逐水通便之专药，治便秘有效。

6. 便秘第六方

组成：大黄、芒硝、桃仁、郁李仁各一两，木香五钱。

用法：为末，每服二钱，米饮调下。

【审查意见】此方有泻下软坚、破瘀行气之功。对于大肠干燥，粪便硬结者有效。

（十六）脱肛

1. 脱肛第一方（邢善斋）

主治：久痢脱肛。

组成：五倍子一斤（研细末），真茶叶一两。

用法：煎浓汁，入酵糟四两，捣烂拌和，置糠缸中窖之，待发起时，捏作饼子或丸，晒干为末，稀粥调服五钱，空心下。

【审查意见】有清热收涩之效，既经久痢，气虚下陷，而致脱肛，此方用之，当无不宜，再加补气之品，其效更确。

2. 脱肛第二方（卢育和）

主治：气虚脱肛。

组成：莲须一两，葱半斤。

用法：煎水熏洗，内服补中益气汤，加熟地，米汤引；外用鞋底烘热，以五倍子、枯矾为末，搽上托之；兼湿热者，用活田螺一个，入冰片少许化水，点之即上。

【审查意见】治法甚周，虚证有效。

3. 脱肛第三方（米荣惠）

主治：脱肛不收。

组成：文蛤（为末）三钱，白矾一块。

用法：用水一碗，煎药洗之，甚效。

【审查意见】有收敛之效，可用。

4. 脱肛第四方

主治：小儿虚弱脱肛。

组成：潞参三钱，炙芪钱半，白术钱半（土炒），茯苓钱半，升麻五分，柴胡五分，粟壳五分，神曲一钱，当归一钱，广皮一钱，炙草一钱，生姜三片。

用法：大枣二枚为引，水煎，温服。

【审查意见】气血双补，脾胃兼治，体质虚弱，堪资服用。

（十七）呕吐

1. 呕吐第一方（赵凌云）

主治：心口疼痛，呕吐不止。

组成：藿香、苍术、党参、当归、神曲、枳实各三钱，木香一钱，元胡索、麦冬、厚朴、槟榔、砂仁各二钱，炙草一钱。

用法：生姜三片为引，水煎汤，温饮。

【审查意见】体质素弱之人，消化不良，食物滞留胃中，疼痛呕吐不已。此方温中行气，快脾化食，当有效。

2. 呕吐第二方

主治：胃热呕吐，面赤烦躁，身热，手足心热。

组成：川黄连，姜汁（炒）一钱，石膏二钱。

用法：研末，白汤调服。

【审查意见】功专清火，可资应用，宜加竹茹、赭石等镇呕之品。

（十八）胃热

1. 胃热第一方（徐景贤）

主治：胃液不足，烦热口渴。

组成：生地汁一两，藕汁一两，牛乳二两，花粉五钱，白蜜二两，黄连末一钱，麦冬肉一两，五味肉五钱。

用法：共熬成膏，取四五钱，熟汤送下，日二三次。

【审查意见】清热降火，滋养津液，为胃液不足的对之方。

2. 胃热第二方

主治：胃热吞酸。

组成：生石膏三钱，鲜梨汁一杯。

用法：煎汤送下左金丸钱半，日二服。

【审查意见】清热降火有效。

（十九）呃逆

1. 呃逆第一方

组成：半夏一两，生姜适宜。

用法：上二味同煎服。

【审查意见】半夏、生姜为降逆止呕特效药，呃逆用之，亦有相当功效。

四、呼吸器病

（一）咳嗽

1. 咳嗽第一方（郑世贤）

主治：伏寒咳嗽。

组成：肉桂，麝香。

用法：研末，贴背脊膏肓穴，即咳痰均减。燥火咳嗽忌用。

【审查意见】二味均有窜透性，能深达内部，功效尚佳，轻症有效。

2. 咳嗽第二方（叶琮）

主治：咳嗽，胃火呕逆及胸满。

组成：胆南星二钱，姜半夏二钱，瓜蒌霜二钱，桔梗钱半，杏仁二钱，苏子一钱，橘红一钱，焦三仙三钱，茯苓三钱。

用法：水煎服。

【审查意见】有降逆行气、止嗽化痰、消滞健胃之效。若胃火逆甚，再加竹茹；肺火咳嗽加条芩；喘者加麻黄。

3. 咳嗽第三方（田藏）

主治：久咳不止。

组成：莨菪子五钱。

用法：淘去浮者，煮令芽出。炒研真酥一鸡子大，大枣七枚，全煎，令酥尽取枣，日食三枚，即止。

【审查意见】神经性咳嗽用之有效。

4. 咳嗽第四方（沈仲圭）

主治：无论外感咳嗽或肺痨咳嗽，服之皆效。

组成：生落花生三钱，叭哒杏仁三钱。

用法：各捣为末，沸水冲服，日久乃佳。

【审查意见】花生润肺化痰，且能健胃；杏仁镇静止咳，殊有良效。单纯性咳嗽，无兼症者，用之相宜。又将杏仁用童便浸七日，治寒热咳嗽，旦夕加重，积渐少食，脉弦紧者，甚效。

5. 咳嗽第五方：宁嗽汤（沈仲圭）

主治：外感咳嗽或内伤咳嗽。惟痰饮及肺虚久嗽，不宜。

组成：真苦桔梗二钱半，贝母三钱，远志肉一钱半，生甘草一钱。

用法：上药水煎服。外感性咳嗽用象贝；内伤咳嗽用川贝，加北沙参三钱尤佳。

【审查意见】咳嗽多痰，用之有效。

6. 咳嗽第六方：止咳散（田藏）

主治：骨蒸咳嗽。

组成：团鱼一尾，柴胡、前胡、贝母、知母、杏仁各五钱。

用法：同煮待熟，去骨节裙，再煮，食肉饮汁。将药焙研为末，仍以骨节裙煮汁和丸，如梧子大。每空心用黄芪汤送下三十丸，日二服，服尽仍以黄芪药调之。

【审查意见】益肺肾，补精髓。痨瘵咳嗽，尚属相宜。

7. 咳嗽第七方（李士英）

主治：痰滞风火，带食积咳嗽。

组成：熟瓜蒌一枚，白蜜、白矾各一钱。

用法：瓜蒌捣烂绞汁，入白蜜等分，白矾一钱，熬膏，一日服二次。早晚各用三钱，开水下。

【审查意见】有宽胸利痰之效。

8. 咳嗽第八方（汪寄圃）

主治：痰饮咳嗽。

组成：葶苈子一两（砚纸冲黑），知母五钱，川贝母二两，紫苏子五钱，枣肉一两，砂糖一两半。

用法：捣碎，和丸弹子大，每以一丸含之，只咽其津，三丸见效。

【审查意见】葶苈子行水下气，利尿祛痰，用治痰饮咳嗽颇效。

9. 咳嗽第九方：加味麦门冬加二百紫菀汤（邓亮）

主治：劳伤咳嗽，唾血痰。

组成：麦冬三钱，生地三钱，阿胶珠二钱，党参钱半，黄连五分，半夏钱半，甘草钱半，桑白皮一钱，白及二钱，紫菀二钱，粳米一撮，大枣三枚（破）。

用法：上十二味，滚水煎，去滓，日二次，食后温服。

【审查意见】润肺燥，去虚热，滋阴、化痰，止血，可用。

10. 咳嗽第十方：加味麻杏石甘汤（霍子实）

主治：风热咳嗽。

组成：净麻黄一钱，生石膏三钱，光杏仁三钱，薄荷叶一钱，轻马勃八分，象贝母三钱，连翘壳三钱，淡豆豉三钱，黑山栀二钱，马兜铃一钱，冬瓜子三钱，生甘草一钱，竹沥膏五钱。

用法：冲服，煎服两次。

【审查意见】清热宣肺，止咳化痰有效。

11. 咳嗽第十一方：贝杏桔合汤（严级苣）

主治：风热肺燥，咳嗽有痰，或带脓血者。

组成：川贝二钱，杏仁三钱，桔梗四钱，百合五钱。

用法：水煎服，若久不止者，加入五味子一钱，百试百验。

【审查意见】治肺热咳嗽及有脓血者，用此方有宽胸、化痰、止嗽之效。

12. 咳嗽第十二方（赵凌云）

主治：湿袭于脾，脾运不化成痰咳。

组成：党参、玉竹各三钱，苏子、生米仁、白术、茯苓、陈皮、半夏各二钱，甘草一钱。

用法：鲜姜引，水煎，温服。

【审查意见】此方有健脾、燥湿、化痰之效。

13. 咳嗽第十三方（吴作民）

主治：积年久嗽，百治罔效。

组成：海蛤粉五分，胡桃肉一两，胆星三钱，杏仁五钱，诃子肉三钱，川贝五钱，南枣十枚。

用法：胡桃、南枣二味捣泥，余药为末，和匀再捣，姜汁和丸，如桐子大。每服二三十丸，姜汤空心下。

【审查意见】能温涩化痰。中气虚弱、久嗽无热者可用。

14. 咳嗽第十四方（秦绍先）

主治：燥咳痰滞，气喘时发。

组成：鹅梨五斤（切片煎汤），法半夏一两（不用制者），茯苓一两，老广皮一两，干姜一两，五味子五钱，炙草五钱，蜂蜜半斤。

用法：先将梨煎煮三次，去滓待用；另将各药煎二次，去滓，和入梨汁内，下蜜，慢火熬膏，瓷罐收贮。每卧用一汤匙，开水冲和饮之，一料收功，永不复发。便泻者忌用。

【审查意见】润燥化痰可用。梨汁性寒，非确有实热者，不可轻用，恐致便溏，且能妨碍消化。

15. 咳嗽第十五方（李银亮）

主治：肺实热，痰壅咳嗽。

组成：紫苏子一钱，杏仁二钱，百合五钱，贝母三钱，枇杷叶三钱，蒲公英五钱，陈皮钱半，半夏二钱，百部二钱，川厚朴钱半。

用法：水煎服。

【审查意见】平素嗜酒，积热壅肺以致咳嗽带痰者，用之有清热润肺、降逆镇咳、止嗽之功。

16. 咳嗽第十六方（康汝鳞）

主治：风寒咳嗽初起。

组成：苏子二钱，杏仁二钱，枇杷叶二钱。

用法：水煎，食前温服。

【审查意见】降气止咳有效。

17. 咳嗽第十七方：四子镇咳汤（程振兴）

主治：小儿连声咳嗽，又名顿咳，俗称蛤蟆咳。

组成：牛蒡子钱半，苏子一钱，青蒿子一钱，甜葶苈子七分，旋覆花钱半（包煎），山楂炭钱半。

用法：水煎服，轻者一剂，重者三四剂。

【审查意见】治小儿因冷食积聚，又感风寒者。有降逆散寒，健胃消食，止咳之效。

18. 咳嗽第十八方（赵凌云）

主治：外感风火，干咳喉疼。

组成：冬桑叶三钱，杏仁（去尖）三钱，兜铃三钱，川贝三钱，栀皮三钱，枇杷叶三钱，梨皮、姜皮二钱。

用法：橄榄为引，水煎汤，温饮。

【审查意见】有清肺、降逆、润燥之效。

19. 咳嗽第十九方：清肺饮（赵复性）

主治：风火咳嗽。

组成：紫菀钱半，前胡三钱，百部钱半，粉草一钱，荆芥钱半，桔梗三钱，茯苓三钱，炒杏仁钱半，细辛五分，瓜萎三钱。

用法：连服二剂则愈。

【审查意见】感受风寒，有表证者可用。

20. 咳嗽第二十方

主治：外感咳嗽日久不愈，且犯房事。病骨蒸，皮肤如火，每日吐痰烦渴，脉浮洪者。

组成：一味黄芩汤，条芩一两。

用法：水煎服，即愈。

【审查意见】感冒咳嗽，本属风寒侵肺，日久不愈，则入血中。只用黄芩，亦能收功，因黄芩在胃能增加胃酸之不足，以助长消化之功能；至肠中，略有激肠蠕动之效；入血内，能减退组织细胞之氧化机能，以阻止体温增高。故黄芩为清肺凉血之良药，以治肺热咳嗽，有效。

21. 咳嗽第二十一方

主治：久咳不止。

组成：马勃。

用法：马勃研极细，蜜丸如梧子大，每服二十丸，白汤下即止。

【审查意见】热嗽可用。

22. 咳嗽第二十二方

主治：老年气虚喘嗽，以及冬病喘嗽。

组成：知母一两五钱，阿胶二两五钱，冬花二两五钱，五味子二两五钱，桔梗二钱半，人参二钱半，陈皮五钱，兜铃五钱，葶苈子五钱，覆花五钱，杏仁钱半，甘草五钱，半夏钱半，引加乌梅五钱，干姜五钱，枣七斤。

用法：共为细末，蜜丸。如病重，以十分之一煎服，后再以此方作丸久服。

【审查意见】久嗽气弱之人服之为宜，如新病咳嗽者，此方不宜。每服三钱，一日一服。

23. 咳嗽第二十三方

主治：咳嗽不止。

组成：百部二十斤。

用法：捣汁煎如饴，入白蜜三斤共煮，每日早午晚服三次。

【审查意见】肺热之咳嗽，用之有效。

24. 咳嗽第二十四方

主治：痰饮咳嗽。

组成：葶苈子一两（炒黑），知母一两，贝母二两。

用法：上三味为末，枣肉、砂糖和丸弹子大，口中噙化。

【审查意见】肺热咳嗽兼痰饮者有效。

25. 咳嗽第二十五方

主治：暴热咳嗽。

组成：杏仁（去皮尖）二十枚，紫苏钱半，橘皮二钱，柴胡钱半。

用法：水煎，分三服。

【审查意见】此方缺少清热、止嗽之品，宜加入栀子、黄芩各钱半，花粉、贝母各二钱。

26. 咳嗽第二十六方：紫菀款冬汤

主治：久咳。

组成：紫菀二两，款冬三两。

用法：共为末，食后以白滚水送服二钱。每日早午晚分三服。

【审查意见】久嗽而痰涎聚结者宜之。

27. 咳嗽第二十七方

主治：咳嗽。

组成：杏仁一两（炒去皮），桔梗四钱，苏子七钱，花粉五钱，贝母七钱，前胡五钱，陈皮钱，麦冬五钱（去心），桑皮七钱（炙），莱菔子三钱，防风六钱，甘草三钱，枳壳六钱，沙参一两，黄芩一两。

用法：共为末，蜜丸弹子大，每服一丸，姜汤化服。

【审查意见】咳逆上气，夜不得卧，而有燥痰者宜之。丸剂效力缓慢，不如减轻用量，改为汤剂为宜。

（二）痰喘

1. 痰喘第一方（康汝麟）

主治：阴虚，痰喘，胸膈不利。

组成：广皮二钱，川夏曲二钱，茯苓三钱，白芥子二钱，瓜蒌二钱，牛膝二钱，干姜一钱，竹茹八分。

【审查意见】宽胸利气，化痰止喘有效。

2. 痰喘第二方

主治：肺热，痰喘，咳嗽。

组成：白果二十一枚（炒黄），苏子二钱，麻黄三钱，冬花、半夏、桑白皮（蜜炙）各二钱，杏仁（炒）钱半，黄芩（炒）钱半，甘草一钱。

用法：为二服，水煎服。

【审查意见】能清肺化痰，止嗽定喘，用于肺胃燥热者相宜，惟麻黄用量太重，可减为一钱或数分。

（三）咯血

1. 咯血第一方（沈仲圭）

主治：肺病咯血，痰中带血。

组成：旱莲草六两，陈阿胶三两，槐花三两。

用法：先将旱莲、槐花为细末，后将阿胶烊化为丸。每服三钱，日二次，盐汤下。

【审查意见】此方有消炎止血之效，有热者可用。

（四）呼吸困难

1. 呼吸困难第一方（张士才）

主治：风寒阻滞，呼吸不利。

组成：真烧酒半茶盅，大冰糖一两。

用法：和匀，将烧酒燃完自熄，将冰糖开水调服。

【审查意见】能行气去风，寒证可用。

（五）肺痿

1. 肺痿第一方（杜蓂）

主治：肺痿咳血。

组成：薏苡仁末，猪肺一具。

用法：猪肺一具，煮熟切片，蘸薏末，空心食之。

【审查意见】此方补肺之力甚大，纯虚证可用。

2. 肺痿第二方（孙逸圣）

主治：肺伤气极，劳热咳嗽，吐痰带血，肺痿肺痈。

组成：紫菀三钱，知母二钱，贝母三钱，桔梗二钱，茯苓三钱，阿胶三钱[1]，人参钱半，甘草一钱，五味子钱半。

用法：水煎服。

【审查意见】补气健脾，化痰止嗽，有效。

（六）肺痈

1. 肺痈第一方：南阳肺痈汤（沈仲圭）

主治：肺痈初起，咳吐腥臭，胸肋隐痛，声枯气急。

组成：真苦桔梗三钱，白芥子一钱，生甘草一钱，苦杏仁三钱，川贝母三钱，生米仁三钱，瓜蒌根三钱，黄芩钱半。

用法：水煎服。

① 原文为“阿胶三锦”，依上下文改。

【审查意见】排脓止痛，化痰利气，有效。

2. 肺痈第二方（严级苣）

主治：肺痈。

组成：蒲公英一斤（不论干湿），多年红枣一斤，真朱砂五钱（研末）。

用法：用新砂锅，以水煎蒲公英，过淋熬膏；将红枣在膏上滚匀后，撒朱砂末拌匀。每次空心用七枚，开水送下，吃完即愈。

【审查意见】蒲公英为消肿健胃之专药，伍以朱砂，则清热之效益著；再以红枣之甘，既矫其味，又作赋形之药，配合既周，效力亦佳。

3. 肺痈第三方（李银亮）

主治：肺痈。

组成：蒲公英二两，贝母五钱，朱砂五分（另研）。

用法：共为细末，枣肉为丸，朱砂为衣。每丸二钱，每早空心服二丸，白水送下。

【审查意见】此方与第二方相似，只多贝母一味，以治肺痈初起，可用。

4. 肺痈第四方（王培卿）

主治：肺痈。

组成：虎耳草四两，公猪肺（未下水者）一个。

用法：混一处，隔锅炖之，两三次即愈，须忌发物、生冷。如系肺痨，可用真麝与蒜同捣，以布摊成膏药状，而贴于背脊第三椎上，旬日可愈；分量不拘，以稍多为佳，此法会愈多人也。

【审查意见】虎耳草，即石荷叶，主治瘟疫及耳病，多食令人吐痢，治肺痈或许有效。

5. 肺痈第五方：沙木皂角丸（赵青松）

主治：治肺痈痰滞，上焦不利，卒然咳嗽。

组成：沙木一两，皂角（去皮核，酥炙）三两。

用法：共为细末，蜜丸如梧子大。米饮下十丸，每日四服。

【审查意见】沙木，即杉材，性辛温，煮洗漆疮，有效；皂角有祛痰作用，肺痈初起，多痰涎者可用。

6. 肺痈第六方（廖端诚）

主治：肺痈。

组成：陈砂锅一只（砂罐亦可），红砂糖，白及，糯米。

用法：将砂锅研为极细面，用箩筛之，每服用红砂糖开水调服二三钱，俟脓痰恶血唾尽，再用以下白及、糯米等分，微炒为末，炼蜜为丸，如梧子大。每服三四十粒，为肺痈愈后、调养身体之绝妙秘剂。

【审查意见】砂锅治病，见效与否，姑存待试。

五、运动器病

（一）腿痛

1. 腿痛第一方（叶琮）

主治：肾虚腰腿痛，腿脚瘦软。

组成：破故纸三钱，川杜仲三钱，汉防己一钱，川牛膝钱半，胡芦巴钱半，胡桃肉三钱，狗脊二钱，桑寄生三钱，菟丝子三钱。

用法：水煎，饭后服。

【审查意见】补肾舒筋，强壮神经，虚寒证可用。

2. 腿痛第二方（赵凌云）

主治：气血衰弱，腿不伸屈。

组成：全当归、川芎、台参、黄芪、冬桑叶各三钱，鸡血红藤、橘络、羌活、防风、白芍、牛膝、广木香各一钱。

用法：水煎，温饮。

【审查意见】功能活血，行气，健胃，惟羌活、防风不甚相宜，可删去。

3. 腿痛第三方

主治：腿痛。

组成：炙黄芪一两，人参五钱，苍术（米泔浸）一两半，当归（酒洗）一两半，牛膝（酒蒸）一两，秦艽一两，独活一两，杜仲（酒炒）一两，桑寄生一两半，熟地（砂仁、黄酒拌，九蒸九晒）一两，官桂三钱，木瓜五钱，小槐（盐水炒）五钱。

用法：上为末，酒打面糊为丸，如梧子大。每服百丸，空心酒下。

【审查意见】风寒腿痛有效。

（二）痹症

1. 痹症第一方：张氏热痹汤（张泽霖）

主治：热性湿痹。

组成：豆卷、海风藤、木瓜、黑料豆、防已、忍冬藤各三钱五，杜仲、淮牛膝各二钱四，丝瓜络、五加皮、当归、生苡仁、茯苓各四钱，晚蚕沙包煎四钱八。

用法：水煎服。

【审查意见】痹病为神经麻痹，血液循理迟慢。此方有活血化湿、舒筋止痛之效。

2. 痹症第二方

主治：痹症。

组成：飞罗面一两，牛皮胶三钱，姜汁三钱，葱汁三钱。

用法：上共溶和成膏，以皮纸摊贴患处，立刻止痛，效验非凡。

【审查意见】有宣散风寒、止痛之效。

（三）筋骨痛

1. 筋骨痛第一方（冯申礼）

主治：通风麻木，骨节酸痛。

组成：桑寄生三钱，炒冬术二钱，千年健钱半，海风藤二钱，忍冬藤三钱，五加皮二钱，全当归三钱，宣木瓜二钱，川红花一钱，川续断钱半，防风八分，炙草一钱。

用法：水煎，兑绍酒一盅，温服。

【审查意见】活血止痛，舒筋散风有效。

2. 筋骨痛第二方（孙逸圣）

主治：肝肾脾三经气虚，为风寒暑湿相搏，流注经络，凡遇气候更变，必筋骨疼痛。

组成：宣州大木瓜四个。

用法：切盖挖空，一个入黄芪、续断末各五分于内；一个入苍术、橘皮末各五钱于内；一个入乌药、黄松节末各五钱于内（黄松节即茯神中心木也）；一个入威灵仙、苦葶苈末各五钱于内。以原盖盖好，用酒浸透，入瓶内蒸熟，晒干。三浸，三蒸，三晒，共研为末，以榆皮末三钱，水和糊为丸，如梧子大，每服三十丸，盐汤送下。

【审查意见】木瓜能行气通络，为治风要药，再佐以强筋补气，燥湿顺气各品，定能有效。

3. 筋骨痛第三方（田藏）

主治：历节风，筋骨痛。

组成：壁虎三枚（生研），蛴螬三枚（包煨研），地龙五条（生研），草乌头二枚（生研），木香五钱，乳香末二钱半，麝香五分。

用法：共研成膏，入酒糊为丸，如梧子大。每空心酒调服三十丸。

【审查意见】有疏风行气，活络止痛之效。

4. 筋骨痛第四方

主治：筋骨痛。

组成：浮萍五钱（紫背者佳），菖蒲根三钱，当归二钱。

用法：以酒煮汁，取汗即愈。

【审查意见】因风湿之筋骨疼痛有效。

5. 筋骨痛第五方

主治：遍身疼痛。

组成：生川乌。

用法：为末，每以三钱，入活络丹一丸，再以生姜自然汁同活络丹并川乌末调成稠糊，涂于患处，外以布包，五日后自愈。

【审查意见】由于风寒者有效。

6. 筋骨痛第六方

主治：风湿身痛，不能转侧。

组成：麻黄一钱，杏仁七钱，苡米二两，甘草一钱，苍术二钱，羌活二钱，防己二钱。

用法：水煎服。

【审查意见】此方散风燥湿有效。

7. 筋骨痛第七方

主治：白虎历节风，走注疼痛，两膝热肿。

组成：虎胫骨（酥炙）、黑附子（炮制去皮脐）各一两。

用法：上为细末，每服二钱，温酒送下，七日再服。

【审查意见】寒腿用之有效。两膝热肿，非此所宜。

六、循环器病

（一）水肿

1. 水肿第一方（霍泰生）

主治：脾肾虚寒，发为水肿。

组成：炮附子二两，焦白术、肉桂、吴茱萸、炒川椒、炒茴香、木香、紫厚朴（姜汁炒）各一两，泽泻（炒）、煨肉果各半斤，肉蔻、茯苓各一两五钱。

用法：上为末，陈米饮糊丸梧子大，每服五七十丸。紫苏汤或砂仁汤送下。

【审查意见】有健脾利水、祛寒渗湿之效。

2. 水肿第二方：逐水丹（王履安）

主治：水脏病。

组成：甘遂五钱，海马一条，蝼蛄一个。

用法：上药焙干，研细末，另用小麦曲糊为丸，如梧桐子大，每服三钱，用胶泥水送下。

【审查意见】实证有效。

3. 水肿第三方（郝玉如）

主治：水肿胀满。

组成：赤尾鲤鱼数斤（重者一条）。

用法：破开洗净，以生姜五钱，研末入腹内，外以纸裹，黄泥封固，放笼内煨热，去纸泥研末。如肿在上者，食头；如肿在下者，食身尾；和粥食尽，即效。

【审查意见】病久虚弱者可用。

4. 水肿第四方（张士才）

主治：水肿胀外治法。

组成：麝香二厘，梅片二厘，车前子二钱，大蒜头三瓣。

用法：麝香二厘，梅片二厘，临时放脐上。另用车前子二钱，生研，鲜者更佳；大蒜头三瓣，捣和敷脐上，以布缚紧。再以酒罐泥在锅内炒熟，手巾包裹，乘热熨之，则溲多胀退。

【审查意见】此方利尿止痛有效，可供取用。

5. 水肿第五方（卢育和）

主治：水肿，面浮，外治法。

组成：土狗（即蝼蛄）一个，轻粉一钱。

用法：为末，每用少许，嗅入鼻孔内。以黄水出尽，则面肿自消矣。

【审查意见】治法甚奇，可备试用。

6. 水肿第六方（孙逸圣）

主治：水肿，腹大如鼓，或遍身浮肿。

组成：大红枣一斗，大戟苗（连根带叶）四五斤。

用法：大红枣一斗入锅内，以大戟苗连根带叶四五斤，覆其上，添水多半锅，用瓦盆盖好，将枣煮熟，以水尽为度，取出，每空心食枣十余枚。将枣食尽时决愈。

【审查意见】戟枣并用，功而不峻，与古方十枣汤同一用意。

7. 水肿第七方（李文杰）

主治：水肿，水臌。

组成：土狗一个，巴豆一个，商陆四两，荞面四两。

用法：前二味研末，同荞面拌匀作面片。商陆熬水，将商陆取去，用水煮面片。一顿服完，泻水而愈。忌盐、醋、酱一百天，犯者难治。

【审查意见】泻水峻剂，实证可用，商陆用量宜减。

8. 水肿第八方：荞戟饼（李守孝）

主治：水肿而喘。

组成：生大戟一钱，荞麦面二钱。

用法：水和作饼，炙热为末，空心作茶服，以大小便利为度。

【审查意见】体壮实者可用。

9. 水肿第九方（赵炳）

主治：水肿气喘。

组成：大冬瓜一枚，赤小豆。

用法：大冬瓜一枚，切盖去瓤，以赤小豆填满，合盖以纸封固，阴干。用糯糠两罐，入瓜在内，煨至火尽，取出切片，同赤小豆焙干为末，糊丸。每服七十丸，冬瓜子汤下。

【审查意见】冬瓜、赤小豆有利水消肿之功，药性平和，可资应用。

10. 水肿第十方（刘铭）

主治：四肢肿胀。

组成：干鸡屎一斤（炒），黄酒三碗。

用法：以酒煮鸡屎至一碗，去渣饮之。少顷腹中动，作泻一二回。次日以田螺二个，滚酒煮熟，食之，即止。

【审查意见】有利尿消胀、温散之功，寒证为宜。但鸡屎内服，实觉难以下咽，如有其他办法，此方不必滥用。

11. 水肿第十一方（唐明芳）

主治：水病囊肿。

组成：牡蛎粉（煅）二两，干姜（炮）一两。

用法：共研末，冷水调糊，以鸡羽扫于囊上，须臾囊热如火。干即再涂，以小便利为止。

【审查意见】散寒渗湿有效。

12. 水肿第十二方（杜蓂）

主治：偏身水肿，及下部水肿症。

组成：鸭头血。

用法：取雄鸭头血，乘热空心服下，厚盖取汗即愈。

【审查意见】存得考证，暂不给奖。

13. 水肿第十三方

主治：阴肿如斗。

组成：生诸葛菜根。

用法：生诸葛菜根，洗，去泥，捣烂涂之即消；如无鲜者，以干者水浸捣涂亦可。

【审查意见】诸葛菜即芜菁也，用治阴囊肿，是否生效，尚待试用。

14. 肿胀第十四方

主治：身面及四肢水肿。

组成：赤小豆五合，大蒜一个，生姜五钱，商陆根一条。

用法：用水煮烂，去药，空心食豆，旋旋唾汁，令尽，肿即消矣。

【审查意见】赤小豆为治水肿之要药，佐以大蒜，更能使血行增速，并能由中枢神经而传于气管枝神经，令气管枝四周之黏膜分泌增加，以迫痰水外出，病势自轻。

15. 水肿第十五方（曲居易）

主治：水气浮肿。

组成：绿豆半合，大蒜三瓣，黄鲫鱼三尾。

用法：入水煮烂，去鱼，只食绿豆。以汁调商陆末一钱，温温服下，遂即消散，百发百中。

【审查意见】可资应用。

16. 水肿第十六方

主治：水肿胀满。

组成：甘遂二钱二分，黑丑一两半。

用法：共为末，每服一钱五分，水调服，或糊丸亦可。

【审查意见】此方逐水之力强大，壮人宜之，虚人慎用。

（二）努伤

1. 努伤第一方：去瘀生新汤（霍子实）

主治：因负重努力而起之吐血症。

组成：全当归二钱，紫丹参二钱，怀牛膝二钱，茜草根二钱，川贝母二钱，刘寄奴钱半，仙鹤草三钱，真新绛八分，川郁金钱半，竹茹三钱，白茅花钱半，茺蔚子三钱，参三七三分（研细末，另包，藕汁二两冲服）。

用法：水煎，连服两次。

【审查意见】此方有祛瘀活血、正血之效，努伤出血，皆因血管扩张过度，肺脏血管破裂之出血也，服此方血止后，宜安心静养十余日，不可劳动，方能痊愈，否则恐引起其他续发症状。

2. 努伤第二方（李银亮）

主治：努伤吐血。

组成：制乳香一钱，苏木钱半，茜草一钱，郁金钱半，参三七二钱，白及钱半，胡椒五分，白茅根二钱，焦地榆二钱。

用法：生姜引，水煎服。

【审查意见】止血行瘀有效。

3. 努伤第三方（张寀铨）

主治：五志不节，劳伤心脾，以及气上动胸，遂致咳嗽、努伤咯血。

组成：紫参三钱，花蕊石二钱，蒌仁二钱，天冬二钱，白芍二钱，生地炭钱半，侧柏叶钱半，白茅根钱半，枳壳一钱，辽沙参三钱，粉草钱半，生贡术二钱，寸冬三钱。

用法：水煎服，吐血倾盆，每服一茶杯；细血微见，顿服半茶杯，次日再服。上部见血，以原方审用；若系努伤见血疼痛，须酌加。二岁以内婴儿，童便二七，药煎成加入，每饭后服之，切勿太冷及过热。

【审查意见】内有瘀热者，此方可用。

七、神经系病

（一）神经衰弱

1. 神经衰弱第一方（姚佑泰）

主治：气血虚弱，汗自出，状若惊悸。

组成：当归三钱半，熟地黄三钱半，人参一钱，柏子仁三钱，酸枣仁五钱，犀角钱半，茯神钱半，沉香钱半，龙齿钱半，珍珠母三分。

用法：共为细末，炼蜜成丸，如梧子大。开水送下，每次二钱。

【审查意见】有滋补安神之功。

2. 神经衰弱第二方（周小晨）

主治：肝火旺盛，午夜潮热，精神萎靡。

组成：粉丹皮三钱，黑山栀三钱，绿荔梅一钱，黑元参一钱，银柴胡二钱，当归须一钱，白芍七钱，龙脑、薄荷各一钱，龙胆草六分。

用法：将各药除黑栀外，生用，水先煎龙脑、薄荷，后加入各药。

【审查意见】清解肝火，滋补血液，消除燥热，可用。

3. 神经衰弱第三方（任鹤亭）

主治：气血虚弱，肾水亏损，以致食欲减少，肌骨发热者。

组成：甘枸杞、生熟地、山萸肉、远志肉、五加皮、石菖蒲、地骨皮各一两。

用法：研细末，装入绢袋，浸烧酒中十四日。每服一二盅。

【审查意见】滋阴补血，消除烦热，肾阴亏损者可用。

4. 神经衰弱第四方（赵定之）

主治：男女诸虚百损。

组成：九熟地五钱，母丁香二钱，龙骨粉二钱，威灵仙钱半，山萸肉二钱，细木通钱半，远志肉二钱，云故纸三钱，肉苁蓉二钱，大茴香二钱，巴戟肉三钱，牡蛎粉二钱，菟丝子二钱，当归片一两，荜登茄钱半，车前子二钱，炒干漆钱半，桑螵蛸二钱，广木香三钱，云茯苓五钱，马兰花二钱，南沉香三钱，白蔻仁三钱，川乌片二钱，辽细辛钱半，白檀香二钱，香附米五钱，川芎片三钱，黑杜仲三钱，鹿角霜二钱，生白芍二钱。

用法：共为细面，以梨花蜜为丸，每丸二钱重，每服二丸。空心温黄酒送下，或白开水亦可。

【审查意见】此系古方，用治男女虚损各病，尚能见效。但以体温不高者为宜。

5. 神经衰弱第五方（严级苣）

主治：面黄肌瘦，腰膝软痛，食欲不振，举动即汗。

组成：赤白首乌各半斤（黑豆拌，九蒸九晒），茯苓四两（乳拌），当归、枸杞、菟丝子各四两（俱酒浸），牛膝四两（酒浸，同首乌第七次蒸至第九次），破故纸四两（黑芝麻炒）。

用法：以上全研末，以蜜做丸，如桐子大。每服三十丸，空心白开水送下。

【审查意见】强壮专药，肾亏血虚者可用。

6. 神经衰弱第六方

主治：补肾虚，强筋骨。

组成：冬青树子。

用法：取冬至日冬青树子多些，盐酒浸一宿，九蒸九晒，以瓶收贮。每日空心温酒下七十粒，卧时再服，百日内精神顿发。

【审查意见】宜与他药配合用之，效力较大。

7. 神经衰弱第七方（王天元）

主治：心胆被惊，神不守舍，恍惚健忘。

组成：天南星一斤，琥珀一两，朱砂二两。

用法：先掘土坑一尺，用炭火烧赤。然后去火，入酒五斤，渗干，可将南星放在内，覆盆，以灰塞之，勿令泄气。次日取出为末。琥珀一两，朱砂二两，共为末，姜汁糊丸，梧子大，每服三十丸，人参、菖蒲煎汤送下。

【审查意见】天南星，因含有安息香酸，故用为镇痉、镇痛、祛痰，健胃等剂。按此方之配制，注重镇痉祛痰，虚热者用之有效。

8. 神经衰弱第八方（赵庆山）

主治：腰腿疼痛，阳事不举，及一切虚损之症。

组成：麻油一斤四两（煎滚，入芝麻四两），甘草二两，天冬、麦冬、远志（俱酒浸去心）、生地（酒洗）、熟地（酒蒸）、牛膝、蛇床子（俱酒洗）、虎骨（酥炙）、菟丝子（酒浸）、鹿茸（酥炙）、肉苁蓉（酒洗）、川续断、紫梢花、木鳖子（去壳）、杏仁、谷精草、官桂各三钱。

用法：文武火熬至枯黑色，去渣，下黄丹（飞过）半斤，松香半斤，用槐柳枝不住手搅，再下雄黄、硫黄、龙骨、赤石脂各为末二钱，乳香、没药、木香、母丁香各为末五钱，蟾酥、麝香、阳起石各为末二钱，黄占一两。搅匀俟冷，瓷罐盛之，以蜡封口，入井中浸三日，去火毒，用绢摊贴脐上。

【审查意见】此方能促进血液循环，增加胃液，刺激神经，虚寒证用之有效。

9. 神经衰弱第九方：和荣通络汤（霍子实）

主治：足跟疼痛，不便步履。足跟乃肾脉发源之地，肝经所过之路。因肝肾两亏，经脉失于荣养。

组成：大生地三钱，厚杜仲三钱，淮牛膝（炒）二钱，嫩桑枝四钱，白归身二钱，川断肉三钱，甘杞子三钱，潼蒺藜三钱，大白芍二钱，杜狗脊三钱，六味地黄丸三钱。

用法：包煎，分两次服。

【审查意见】有滋补肝肾，强壮筋骨之效。

10. 神经衰弱第十方

主治：虚劳夜热，咳嗽，梦遗，羸瘦，盗汗，吐泻等症。

组成：河车十个，老鸭一只。

用法：将老鸭一只，每以水煮河车一个，不必洗净，分作三日喂完，一月之中，将十个喂完。将鸭烹调，令病者食之即愈。如能连服三鸭，当即体强力壮矣。

【审查意见】河车即紫河车，俗名胎儿衣，用时宜抽去紫筋，为五劳七伤，诸虚百损之专剂，体质虚寒者可用。

11. 神经衰弱第十一方：猪肚丸

主治：遗精，梦泄，不思食，羸瘦，气弱，咳嗽，渐成劳损症者。

组成：白术五两（土炒），苦参三两（去红皮，取肥白者），牡蛎四两（取左头者佳，研末）。

用法：上共为末，以雄猪肚一具洗净，煮极烂捣为丸，如梧子大。丸时如觉燥，稍加热蜜；若觉过湿，量加山药粉。每日早晚以米汤各送下三钱。忌食猪肝、羊血、番茄，久服自觉见效。

【审查意见】有健脾、清热、涩精之功，可用。

12. 神经衰弱第十二方

主治：虚劳咳嗽。

组成：茭菱细根约三四两。

用法：茭菱捣碎，将陈好酒煮绞汁，每日一二次，半月即愈。

【审查意见】茭菱细根不知何物，存疑待考。

13. 神经衰弱第十三方

主治：男女诸虚百损。

组成：川芎、当归、辛夷、白芷、杜仲、干姜、白术、藁本、木兰、桂皮、防风、荆芥、白薇、枳实、甘菊、菖蒲、薄荷、乌头、附子、藜芦、皂角、甘松、山柰、大茴、细辛、羌活、檀香、藿香、小茴、木香、甘草、零陵香各二两。

用法：以上共三十二味，每味二两咀片，装入枕头内，日常枕之，百病可除。

【审查意见】此方以辛香温燥之药，枕于头下，以治虚损，用法亦甚新奇，贫血虚寒之症，可以试用。

14. 神经衰弱第十四方

主治：男女身虚气弱，血清骨寒，元阳不固等症。

组成：当归（酒洗晒干）、杜仲（盐水炒）、白莲芷（拣净）、肉苁蓉（去甲，酒洗晒干）、巴戟（去骨）、淫羊藿（剪边去毛，炙，牛乳、羊油、酥油均可）、菟丝子（酒浸晒干）、沙蒺藜（盐水童便人乳酒浸）各二两，白茯苓（去皮，入乳拌蒸）、怀牛膝（肥者，酒洗晒干）、破故纸（盐水炒），以上各八两，甘枸杞（红色去蒂）八两，鱼鳔蛤粉一斤（炒成珠），肉桂（去皮）二两，附子二钱。

用法：共为细末，炼蜜成丸，每服三钱至五钱，开水空心服。

【审查意见】补气益血，安神固表，用于气血虚寒，神经衰弱者，厥为相宜。

15. 神经衰弱第十五方

主治：少年肾亏，脚软且痛。

组成：杜仲。

用法：每次用杜仲一两半，酒水各半煎服，数次即愈。

【审查意见】杜仲有补肝肾、益精气、强筋骨、除腰痛之功，久服甚效。

16. 神经衰弱第十六方：和平散

主治：虚劳而未成劳者。

组成：熟地（砂仁、黄酒拌，九蒸九晒）一两，山药（炒）一两，山萸三钱，麦冬三钱，枣仁（炒）一钱，人参一钱，茯苓二钱，陈皮一钱，炙草一钱，沙参三钱，白芥子（炒）一钱，芡实五分，白芍（酒炒）三钱，莲芦（去心）八分，丹皮一钱。

用法：水煎，温服。

【审查意见】滋阴补气有效。

17. 神经衰弱第十七方

主治：劳嗽吐血。

组成：麦冬十两，生地十两（酒浸），橘红三两，桔梗二两，甘草二两，龙眼肉八两，苡仁（淘净炒熟），川贝母（糯米炒熟，去米不用），苏薄荷五钱。

用法：麦冬、生地、橘红、桔梗、甘草、龙眼肉煎成膏。加苡仁、川贝母、苏薄荷，忌火，共为细末，拌入前膏中，时时挑入口中噙化。

【审查意见】有清热润肺之效，但缺少止血之品，宜酌量加入。

18. 神经衰弱第十八方

主治：虚劳骨蒸。

组成：熟地、当归各三钱，白芍（炒）、川芎各二钱，柳根（或用枝叶皆可）一两（酒炒）。

用法：水煎服。

【审查意见】此方为四物汤加柳根，对于轻症有效。

19. 神经衰弱第十九方

主治：骨蒸劳伤。

组成：猪胆一枚，猪脊髓一条，童便一盅，柴胡、前胡、乌梅、胡黄连各一钱，薤白七根。

用法：同煎，温服，不过三服，其效如神。

【审查意见】此方有疏散、清热、补虚之效。

20. 神经衰弱第二十方

主治：虚劳遗精。

组成：五倍子一斤，白茯苓四两，龙骨二两。

用法：共为末，水糊为丸，梧子大。每服七十丸，空心盐汤下。

【审查意见】有收涩补益之效。

21. 神经衰弱第二十一方（沈仲圭）

主治：神经衰弱，肾亏久遗，胃纳不振。

组成：绵芪二两，江西子二两（土炒），广木香一两，远志肉一两，金樱子三两，交元党三两，云茯神三两，花龙骨四两，龙眼肉三两，焦麦芽三两，桑螵蛸三两（炙黄），大熟地六两，春砂末四钱半，炒枣仁三两，断山药四两，败龟板五两。

用法：上药十六味，拣选上料，如法炮制。清水熬三次，各滤取浓汁。加建莲粉、酥芡实粉，各半斤，调匀为丸。每早晚嚼三服。

【审查意见】滋补健胃剂，可以采用。

22. 神经衰弱第二十二方

主治：骨蒸劳热。

组成：柴胡钱半，胡黄连、秦艽、鳖甲（醋炙）、青蒿、地骨皮（甘草浸）、知母各一钱，甘草五分。

用法：水煎，食后服。

【审查意见】滋阴退热有效。

（二）痫证

1. 痫证第一方：守宫膏（赵图南）

主治：久年惊痫。

组成：守宫一个，珍珠、麝香、龙脑各一分，苏薄荷汤。

用法：守宫一个，剪去四足，连血研烂，入珍珠、麝香、龙脑各一分，再研匀，以苏薄荷汤调服。事先或吐、或下，去痰涎，而后用此，大有神效。

【审查意见】可备试用。

2. 痫证第二方：加减抱胆丸（石玉）

主治：实热痰涎壅盛之癫痫、疯狂等症。

组成：水银二两，黑铅一两五钱，朱砂一两（研末），乳香一两，顶门子一钱（研），甘遂三钱（研末），熊胆一钱（研末）。

用法：先将黑铅入勺子内，下水银结成砂子，次下朱砂、乳香、甘遂、顶门子、熊胆等药，趁热用柳木槌研匀，成丸鸡头大。每服半丸，以金银花、薄荷煎汤送下一丸，可除根。

【审查意见】用治实热痰盛之痫，有镇惊化痰之效。

3. 痫证第三方：止痫汤（武敬善）

主治：各种痫症，无论初得或日久均可。

组成：人参三钱，黄芪三钱，当归三钱，白术三钱，桂枝二钱，葛根二钱，防风二钱，南星二两钱，远志二钱，菖蒲二钱，茯神二钱，甘草一钱，陈皮一钱（引）。

用法：小儿酌减，上为汤剂，顿服。

【审查意见】气虚有痰者可用。

4. 痫证第四方：磁朱定神丸（李隆英）

主治：初患神经兴奋、多痰之类痫。

组成：茯神一两，顶好沉香三钱，麝香一钱，磁石三钱，琥珀三钱，辰砂三钱。

用法：以上各药，共为细末，水泛为丸，以辰砂为衣，如桐子大。每服一钱，空心，开水送下，连服十余天即愈。

【审查意见】有安神、开窍、镇逆之效。

5. 痫证第五方

主治：癫痫日久，身体虚弱者。

组成：猪心一具，青靛花一两，甘遂二钱，朱砂二钱，顶门子二分，全蝎一条，熊胆四分。

用法：先将猪心用竹刀剖开。将各药研末，以鲜猪血调匀，纳入猪心内，以线缝之，麻纸包裹三层，用慢火煨干。去猪心，将药取出，再研细末。以全蝎、熊胆与前药搅匀，再研，用米糊丸。分七次，以猪心汤送服。

【审查意见】痰热症可用，有开窍逐痰之功。

6. 痫证第六方（曲友直）

主治：多年痫病。

组成：腊月啄木鸟一个，石膏二两，铁粉一两，炮附子一两，朱砂一分，麝香二分，龙脑一钱。

组成：用瓦罐一个，底上铺荆芥穗一寸厚，将鸟放上；再盖芥穗一寸厚，倾入无灰酒二碗，盐泥封固，炭火煅之，以酒干为度，取出放冷，与各药共研细末。每服一钱，先服温水二三口，然后用温酒送下，即卧，间日一服。

【审查意见】能兴奋神经，促进血液循环，制止痰涎。体质弱者，可以试用。

7. 痫证第七方：牛黄降痰散（李文杰）

主治：疯狂，癫痫，血热涌，痰迷心窍。

组成：雄黄五分，雌黄五分，人参四分，梅片五分，山栀一钱，牛黄五分，急性子百五十个，生绿豆一百五十个。

用法：用捣细面，每服四钱，生蜜水送下。

【审查意见】虽能清解血中热毒，祛除痰涎，但非体质健壮不可轻用，故以初次患者相宜。

8. 痫证第八方：宣络消瘀汤

主治：痫证初起，实热，口涌血沫，胸中热壅，心窍迷蒙。

组成：茯神三钱，犀角二钱，天竺黄二钱，血丹参二钱，菖蒲钱半，郁金二钱半，川贝母二钱，广橘络二钱，麝香二分，生绿豆五钱，竹叶一撮。

用法：共为细面，以绿豆生捣为丸，竹叶煎汤送下。

【审查意见】清热降痰、通行各窍，实热熏脑者可用。

9. 痫证第九方（赵全德）

主治：患者多时，痰迷心窍，且系虚弱者。

组成：胆星三钱，木香三钱，沉香二钱，天竺黄二钱，枣仁二钱，石菖蒲二钱，远志肉二钱，茯神二钱，朱砂二钱（飞净）。

用法：先将各种药品研成细末，每服三钱，用姜汤送下，早晚服均可。

【审查意见】清降痰涎，安定神识，通行方，可用。

10. 痫证第十方

主治：疯痫。

用法：按病者年岁，用牛虱若干，研汁，连皮加无灰酒服，立效。如年不满三十岁，用虱亦须以三十枚，否则恐力不及也。

【审查意见】牛虱古方未见用者，近世难有预解痘毒之用，但终非所宜。至治疯痫之说，能否生效，暂存试之。

11. 痫证第十一方

主治：妇人忽然癫狂，见男子抱住不放，此乃思慕男子不可得而致。

组成：柴胡一钱，白芍一两，当归五钱，元参三钱，白芥子一钱，茯神三钱，菖蒲一钱，麦冬五钱，山栀（炒）三钱，甘草一钱。

用法：水煎服，如不肯服，用人灌之。

【审查意见】此症为肝木枯槁，内火盛炽，脉必出寸口。此方有平肝、散郁、祛邪之效。

12. 痫证第十二方

主治：痰迷心窍。

组成：甘遂二钱，猪心血，朱砂一钱。

用法：甘遂为末，猪心血和药，入猪心缚定，纸包煨之。取末入朱砂一钱，分作四丸。每服一丸，将心煎汤调下，大便下痰为验。

【审查意见】甘遂攻决痰水，朱砂镇惊，猪心血用作引导。对于痰迷心窍之痫证，不妨一试。

13. 痫证第十三方

主治：癫狂五痫惊悸之一切怪症，此皆痰火实盛也。

组成：大黄（酒蒸）四两，黄芩（酒炒）四两，赭石（煅）五钱，沉香三钱半，牙皂五钱，犀角尖五钱，麝香五分。

用法：上为细末，水为丸，朱砂为衣，每服四五十丸，白水下。

【审查意见】此方有清痰泻下之功，可资应用。

14. 痫证第十四方

主治：气郁不舒，怒气不能发泄，其人时发风痫。

组成：人参三钱，茯神一两，白术（土炒）三钱，半夏三钱，南星（胆制）钱半，附子一钱，菖蒲三钱。

用法：水煎服。

【审查意见】此方寒症有效，但缺少舒散之品，宜加香附、木香各钱半。人参、茯苓用量过重，宜减半用之。

15. 痫证第十五方（岳焕章）

主治：专治各种痫证。

组成：远志一钱，甘遂一钱，朱砂二钱，赤金三钱。

用法：上药共为细面。鲜猪心一具切四瓣，将上药渗入猪心瓣内，用白纸七层包好，放灶筒内，熏干，研细面。分做四份，空心开水送下。

【审查意见】痫有多种，有因气血虚弱者，有因神经过敏者，有因先天遗传者，此方能滋养心血，治气血虚弱者有效。

16. 痫证第十六方（郑世贤）

主治：治诸羊癫风，时常跌倒，不省人事。

组成：皂矾一两（煅红），鱼胶一两（切断面炒），铅粉一两（炒黄），朱砂三钱。

用法：以上研极细末，每早空心，陈酒服三钱。

【审查意见】古方，痰重者可备用。

17. 痫证第十七方（孙逸圣）

主治：羊癫风。

组成：雄黄、天竺黄、川贝各五钱，琥珀一钱，麝香、胆星一两，全蝎十四个（去足酒洗），远志肉（甘草汁泡），钩藤、防风、化州橘红、姜衣、羌活、茯苓、天麻、菖蒲各二钱，蝉蜕三十个，白附子二钱。

用法：共为末，炼蜜为丸，如龙眼大。每服一丸，开水下。

【审查意见】凡能促进血液循环，制止痰涎壅盛，刺激神经，以及健胃各药，用治疯痫，均有相当之功效。

18. 痫证第十八方：补中活血汤（杜梦林）

主治：痫证，俗名羊羔风。

组成：生芪五钱，小洋参一钱，茯神钱半，丹参钱半，归身钱半，川芎钱半（炒），川贝一钱（去心），真降香一钱，生枣仁三钱，生草一钱，元肉三钱，石菖蒲一钱，麦冬一钱，蔻米五分，巴戟天三钱。

用法：上药水煎服。共服七剂后，再服下药转气丸。

19. 痫证第十九方：转气丸方

主治：痫证。

组成：生芪五两，潞参三两，茯神三两，白术二两，当归五两，白芍五两（炒），熟地二两，萸肉三两，山药五两（炒），芡实三两，故纸二两，柴胡二两，巴戟天五两，螵蛸三两，砂仁一两，霜桑叶一两。

用法：以上共为细末，炼蜜为丸，如梧子大，每早晚盐开水送下，服一料，即除根。

【审查意见】气血虚弱者，服之有效。

20. 痫证第二十方

主治：大人、小儿忽然昏晕倒地，五痫之症。

组成：朱砂（水飞，用猪心一个，割开入砂五钱，湿纸包，慢火炙熟，去砂入后药与病人，空心服），南星二两（姜制），巴豆五钱，石灰一碗（炒红，入红于灰内，待冷取仁，将灰又炒，又以仁入内，再取出用草纸，摊去油灰不用），全蝎（去头足尾炙）二钱，龙胆草二钱。

用法：上为末，面糊丸，如梧子大。每服十五丸，姜汤送下。

【审查意见】此方有祛风镇静，化痰泻下之效。

21. 痫证第二十一方（李国英）

主治：羊角风。

组成：枭鸟一头。

用法：此症无论男女，得者极多，均乏良方治之。可以枭鸟一头（即夜猫子），白水熬烂，不置油盐佐料，连肉带汤食之，两次即愈，后不复发。有此症者，可速试之，当知言之不谬也。

【审查意见】用治风痫之轻症，或可有效。

22. 痫证第二十二方：医痫无双丸

组成：南星、半夏二味各一两（用白矾、皂角、生姜煎汤浸一日夜，切片，盐汤煮干，去皂角、矾姜不用），川芎三钱，当归身（酒洗二两），石膏二两，天麻七钱，僵蚕（炒）五钱，生地（黄酒浸）一两，荆芥穗五钱，辰砂五钱，独活五钱，犀角五钱，白茯苓五钱，人参五钱，远志（甘草水泡，去心）五钱，麦冬（去心）五钱，白术（土炒）五钱，陈皮（去白）五钱，枣仁（炒）五钱，黄芩（酒炒）三钱，黄连三钱，白附子（煨）三钱，珍珠（制）三钱，甘草三钱，金箔二十片。

用法：上为细末，好酒打稀糊为丸梧子大，金箔为衣，每服五十丸，空心白滚水送下。

【审查意见】此方有搜风化痰，清热补气之效，对于体质素弱者有效。

23. 痫证第二十三方

主治：痫证。

组成：辰砂（光明者）一两，乳香（光莹者）五钱（去油），枣仁（炒）五钱。

用法：共为末，温酒调下，恣饮沉醉，听睡一二日勿动。万一惊悟，不可复治。

【审查意见】轻症可用。

（三）头痛

1. 头痛第一方（刘铭）

主治：头风不治，必损牙或眼，以偏者为害尤烈。

组成：川楝子，烧酒。

用法：余家人患此症，以川楝子（药店购）加烧酒少许，炒之入包袱内，熨之。左则熨左，右则熨右。用数次便已除根。

【审查意见】熨法，可使血管扩张，肌肉松动，神经弛缓，有止痛之效，头风症可用。

2. 头痛第二方（王培卿）

主治：脑虚头痛。

组成：猪脑一对，鸡蛋两枚，陈酒，冰糖。

用法：用猪脑一对，挑净血筋，不宜落水。鸡蛋两枚，打碎，加陈酒、冰糖，与净猪脑同入碗中，蒸熟食之。如是两次即愈。

【审查意见】有补脑之效，可备试用。病轻可愈，重症恐药力太薄。

3. 头痛第三方（张沛南）

主治：久年头痛。

组成：黑牛粪。

用法：取黑牛粪，以瓦焙干成末，再取三伏天晒热之土成粉，混合后，以温黄酒调敷于头上，两三次断根。

【审查意见】效否待试。

4. 头痛第四方

主治：远年头风，时常发作者。

组成：斑蝥一个，小黄蚬壳一个。

用法：用手指挨切头上，有一处切着，更觉酸痛者，以笔记之。用斑蝥一个，去头翅足研末，安于所记之处，盖以小黄蚬壳一个，用包头扎好。过一夜，起一小泡，以针刺出黄水，其痛苦若失，永不复发矣。

【审查意见】此法甚善，可资一试。

5. 头痛第五方

主治：风热偏头痛。

组成：白芷，南星，半夏，川乌，草乌。

用法：各等分为末，每服二钱，开水下。

【审查意见】有散风减热之功。

6. 头痛第六方

主治：因感受风热而患偏头痛。

组成：蓖麻子、乳香各等分。

用法：研涂患部立愈。

【审查意见】通行方，宜随左右捣贴太阳穴上为善。

7. 头痛第七方

主治：偏头中风痛。

组成：荆芥穗三钱，生地一钱，防风一钱，当归二钱，白菊花三钱，生草五分。

用法：水煎服。

【审查意见】清热散风有效。

8. 头痛第八方

主治：头痛。

组成：元胡七枚，青黛二钱，皂角二两。

用法：共为末，调成小饼，如杏仁大。病人仰卧，以水化开，以竹管送入鼻中，男左女右。觉药味至喉，令病人坐，咬铜钱一个，涎出盈盆即愈。

【审查意见】用法甚奇，待试。

9. 头痛第九方

主治：风火头疼。

组成：香白芷八钱，川芎三钱，炙草三钱，川乌头三钱（半生半熟）。

用法：共为细末，每服一钱，食后服，引用清茶薄荷汤冲服。

【审查意见】风寒证有效。

10. 头痛第十方

主治：偏头痛。

组成：生地二钱，苍耳子三钱，柴胡一钱，川芎一钱，甘草一钱。

用法：水煎，饭后服。

【审查意见】有清热、散风、止痛之效。

（四）瘫痪

1. 瘫痪第一方（孙逸圣）

主治：诸风无论新久，手足缓弱，口眼歪斜，语言蹇涩，筋脉挛急，骨节疼痛等症。

组成：白花蛇一条（温水洗净，去头尾骨刺，取净肉一两，酒浸透），全蝎（炒）二钱，当归、防风、羌活各三钱，独活、天麻、赤芍、甘草各五钱。

用法：共合一处，以绢袋盛贮。用糯米五升，蒸熟，如常造酒法，以袋置缸中，待成取酒，同袋密封煮熟，置阴地七日。出毒后，每早温饮数盅，半月即见效。

【审查意见】花蛇、全蝎，为治风要药，功能窜达血液，刺激神经，再制为酒，直引深入，足可祛风活血，通利关节。

2. 瘫痪第二方：麻木神效丸（温碧泉）

主治：专治手足麻木，半身不遂，筋骨强痛，肌肉不仁。

组成：茯神二钱，母丁香一钱，桂心一钱，丹参一钱，威灵仙二钱，薄荷叶四钱，淫羊藿三钱，木耳八两，胡桃一个（去皮）。

用法：除胡桃外，均研成末，炼蜜为丸。木瓜、黄酒酌量为引，将丸药一次服完，末服胡桃肉，随即就寝。起先腹内觉热，旋及全身，醒后即愈。

【审查意见】此方之功，全在木耳，并以木瓜、黄酒为引，以治寒湿证有效，能深达各组织，刺激脑神经及末梢神经，使各器官均为兴奋。

3. 瘫痪第三方：舒肝养血膏

主治：肝火燥血，手足缓弱，麻木挛急并疼痛者。

组成：女贞子二两，广陈皮二两，霜桑叶二两，熟地二两，旱莲草二两，白芍二两，黑芝麻二两，枸杞子二两，杭菊花二两，归身二两，黑豆二两，南烛叶二两，玉竹二两，朱茯神二两，沙蒺藜二两，炙甘草一两，远沙参一两，麦冬二两，阿胶一两半，白蜜一两半。

用法：上药以天泉水浸一日夜，调汁熬成膏，每日即时服六钱。

【审查意见】通行方，可用。

4. 瘫痪第四方（陈莲峰）

主治：偏枯，半身不遂。

组成：青瓢黑豆一斤，松节油四两，蜂蜜一斤，高粱酒六斤。

用法：浸一星期，早晚饮酒一杯，另加西药房发售之马钱子五滴。服此半月，行走如常。

【审查意见】半月行走如常，未免言过其实。不过以松节油与高粱酒之表里挥发，使血液循环增强，或可收减轻之效。

5. 瘫痪第五方：冯了性药酒（李文杰）

主治：半身不遂，腰腿疼痛，中风等症。

组成：枸杞七钱，故纸四钱，牛膝四钱，人参六钱，川乌四钱，山萸六钱，茸片六钱，南茴三钱，桂枝四钱，巴戟七钱，草乌四钱，桂楠四钱，杜仲六钱，虎骨六钱，淫归藿六钱，年健七钱，生姜一两五钱，白归四钱，独活七钱，于术七钱，紫草七钱，广皮一两五钱，九地一两二钱，山柰六钱，苁蓉六钱，木瓜七钱，龟板七钱，白蔻八钱，海马一对，番木鳖（切片，去皮毛，油炙），红糖斤半，酒十斤（此名虎骨酒，入后药同熬，乃成冯了性酒）。川乌二两，草乌二两，川羌活一两，白附子一两，麻黄四两，南星一两，佛手五钱，粉草一两，荜茇一两，红糖斤半，水三四斤。

用法：后药同前药装入布袋内，水润透，入酒瓶内封口。以铁锅一口，酒瓶安放中间，加水煮沸二炷香，候冷启开，酒即成。

【审查意见】通经络，活血脉，祛风寒，补脑髓有效。

（五）腰腿痛

1. 腰腿痛第一方（任鹤亭）

主治：湿伤经络，腰腿疼痛。

组成：宣木瓜五钱，枫树叶一钱，龟板钱半，全当归二钱，制乳、没各五分，广木香五分，川杜仲三钱，防风一钱，梅苍术二钱，防己一钱。

用法：白酒引，水煎，温服。

【审查意见】有散风燥湿、活血舒筋之效。

2. 腰腿痛第二方（谢长余）

主治：腰脊因汗出当风，以致冷痛、骨软麻痹。

治法：先用肉苁蓉、良姜、蛇床子、丁香、马兰花、韶脑各一两，木鳖，蟾酥，共为末，蜜丸弹子大。每用一丸擦腰眼一千遍，软绸护之，过三日再用，后药贴之。赤石脂、天冬、麦冬、生地、熟地、紫梢花、蛇床子、鹿茸、谷精草、防风、元参、厚朴、虎骨、菟丝子、木香各一两，丁香、肉桂、川断、赤芍、黄芪、肉苁蓉、白龙骨、杜仲各二钱，附子二个，蓖麻子（去油）五十粒，穿山甲钱半，地龙二钱，木鳖子、硫黄、没药各一钱，血蝎、乳香各二钱，松香、黄蜡各四钱，麝香一钱。用麻油二斤，将面入油内浸三日，再熬全黑色去渣，用槐柳枝搅至滴水成珠。俟冷用绢摊贴腰眼，其效如神。

【审查意见】凡腰脊疼痛，多系肾部亏损，以致风寒侵蚀。此方有活血祛寒，滋补肾水之效，惟只外用，恐见效缓，再兼内服，则当能速愈。

3. 腰腿痛第三方：祛风活血汤（李棠甫）

主治：腰腿疼痛，四肢难举者。

组成：桑寄生二钱，威灵仙三钱，宣木瓜钱半，口防风二钱，白附片二钱，川芎片二钱，明乳香二钱，秦艽片二钱半。

用法：生姜三片为引，水煎，临卧时空心服，服后四肢能动。腰部仍疼时，加焦杜仲二钱。

【审查意见】医风先医血，血行风自灭。此方有舒筋、活血、止痛之效，四肢重者，可再加牛膝，或木瓜重用。

4. 腰腿痛第四方

主治：气血虚弱，腰腿疼痛，年久不愈者。

组成：南木耳十两，当归、川芎、白芍、牛膝、肉桂各一两六钱，乳香、没药各一两六钱。

用法：共为末，每服三钱，黄酒送下。

【审查意见】通和血脉，散寒止痛，有效。

5. 腰腿痛第五方

主治：气滞腰痛。

组成：牵牛不拘多少。

用法：将新瓦烧赤，放牵牛于上，自然半生半熟。取末一两，入木香研末五钱，研匀，分作三次。每次用白面三匙，水和杆开，切成细条。五更初，以水一碗煎熟，连汤温下，二三次即痛止。

【审查意见】内有湿热痰饮积滞者可用。

6. 腰腿痛第六方

主治：男、妇之腰腿疼痛。

组成：荆芥三钱，白麻根三钱，松罗茶三钱，干榨黄酒三斤，家鸡一只（去毛洗净）。

用法：以上放入砂锅内煮熟，连吃代喝全服完即愈。男用公鸡，女用母鸡。

【审查意见】腰腿疼痛，由于风湿而来者，此方有效。

7. 腰腿痛第七方

主治：凡男、妇腋肋、臂腿、腰间等处，忽如火热，肿硬如石，痛不可忍。

组成：糯米炊饭，少加食盐、葱管。

用法：共捣掩患处，过宿即松。此法用二三次即愈，其渣勿倾鱼池或河内。

【审查意见】此方止痛有效。如为淋巴腺炎，宜用铅糖（西药房出售）明矾水，行温腌法有效。

8. 腰腿痛第八方

主治：肩背、腰腿等处，感受风湿气，以致漫肿无头。皮色不变，惟痛疼麻水筋抽，不能转侧动摇。

组成：沉香五分，丁香五分，木香五分，麝香五分，乳香六分（灯草炒），甲片五分（炒）。

用法：共研细末，和匀。以大核桃壳半个，将药末装入待用。以手按切患部着骨处，最痛之置，用墨记之；再用干面，以水调做生馒头面，作一个圈子，圈住墨记之处；将核桃壳置面上，用湿荷叶一张盖护，以防火星落下，荷叶中间挖一孔，露出核桃壳，将艾团作龙眼核大，放核桃壳上，以泉香点火灸之；初一二壮不觉热，至六七壮觉热；能受热者，可灸十四五壮；不能受热者，只灸十一壮，其毒即消，病重者如此三次痊愈。

【审查意见】香薷之品，有祛风活血之功，可用。

9. 腰腿痛第九方

组成：猪腰子一个。

用法：新瓦盖合，焙干焦，研末，黄酒为引。忌生冷。

【审查意见】以腰治腰之法，效否，尚存待试。

10. 腰腿痛第十方（王良辅）

组成：黑木耳一斤，川乌、草乌、川牛膝、苍术各一两。

用法：上五味，共为细末，炼蜜为丸，如桐子大。每服二钱，早晚每服一次，开水送下。

【审查意见】木耳治腰腿疼痛及麻痹有效，但妇女用之有碍生育，慎之。

11. 腰腿痛第十一方（李德甫）

组成：川乌二两，草乌二两，川羌活二两，柴胡二两，没药五钱，乳香五钱，马前子四两。

用法：先将前六味用活流水一大碗，煮半碗，以汁煮马前子；令汁尽，铺马前子于木板上晒干，用猪脂上火入锅化开，炸黄为末。食前每服二分，日三服。上部引川芎，中部引桔梗，下部引牛膝，煎汤送服。

【审查意见】风湿之腰腿痛可用。

12. 腰腿痛第十二方

组成：苍术一两，全蝎五钱，草乌、炮附子各二钱，天麻三钱。

用法：共为末，每服一钱，空心，豆淋酒送下。再加黑丑一钱更妙。

【审查意见】有祛风散寒之效，湿寒证可用。

（六）口眼歪斜

1. 口眼歪斜第一方：天仙膏（李银亮）

主治：卒暴中风，口眼歪斜。

组成：天南星一个，白及二钱，大草乌头一个，僵蚕七个。

用法：共为末，用生鳝鱼调成膏，敷歪处，觉正洗去。

【审查意见】化痰散风，促进血液循环，可用。

2. 口眼歪斜第二方（赵秀松）

主治：中风口歪。

组成：苇筒（长五寸）。

用法：一头刺入耳内，四面以面密封不透风；一头以艾灸之，七壮，患左灸右，患右灸左，即愈。

【审查意见】散寒活血，可循试用。

3. 口眼歪斜第三方

主治：口眼歪斜。

组成：蓖麻子四十九粒（去皮捣泥），麝香一分，膏药适宜。

用法：用布剪成圆形，将蓖麻子泥摊在中间，膏药摊周围，麝香撒在麻子泥上。贴患处，左歪贴右，右歪贴左。

【审查意见】有挥发性，能使血液循环增强。

4. 口眼歪斜第四方

主治：痰迷心窍，中风不语，牙关紧闭，目直视，口不能合者。

治法：宜针少商、合谷二穴。

【审查意见】轻症能救济一时，如果见效，尚须再服活络通窍之剂。

（七）手足痉挛

1. 手足痉挛第一方（叶琮）

主治：因风湿致手足拘挛，举动艰难。

组成：木瓜三两，苍耳子五钱，生姜一两。

用法：绍酒煮烂，捣如浆粥，裹患处，冷则熨之。

【审查意见】气血虚寒者可用。

2. 手足痉挛第二方（温月亭）

主治：病后中风，手足拘挛，腰腿疼痛。

组成：母丁香、真茯苓、紫油桂各二钱，白木耳六钱，桃仁五两。

用法：各药均各研极细末，合一处，分为十二包。每日清晨，用黄酒服一包，每料约用黄酒三斤。

【审查意见】有舒筋散寒之效。

3. 手足痉挛第三方

主治：气血虚弱，风淫筋挛，四肢疼痛。

组成：川芎分半，木瓜二钱，当归三钱，五加皮钱半，桂枝一钱，红花一钱，续断二钱，天麻一钱，秦艽钱半，桑枝三钱。

用法：水煎，兑黄酒一盅。空心服。

【审查意见】舒筋活血，可用。

（八）失眠

1. 失眠第一方（赵秀松）

主治：心血虚弱失眠症。

组成：当归三钱，川芎一钱，麦冬三钱，炒枣仁一钱，炒远志一钱，元肉三钱，茯神三钱，炙芪三钱，焦术三钱，东参三钱，琥珀钱半，百合二钱，炙草一钱，大枣三枚（去核），朱砂二钱。

用法：分二次冲服。

【审查意见】有补气、养血、安神之效。

2. 失眠第二方

组成：灯草一两。

用法：煎汤代茶，饮后即睡。每日晚间不可饮茶。

【审查意见】灯草治失眠，效否待试。

（九）麻木

1. 麻木第一方（王俊）

主治：感受风湿，手足麻木，腰腿疼痛。

组成：金毛狗脊三钱，川牛膝一钱，海风藤二钱，宣木瓜三钱，桑枝二钱，松节二钱，续断二钱，杜仲二钱，秦艽二钱，桂枝一钱，归身五钱，虎骨胶三钱，河水二大碗。

用法：煎留一半，空心温服，白酒少许为引。三剂愈。

【审查意见】能活血散风，刺激神经，宣泄滞气，舒筋骨，通经络。

2. 麻木第二方

主治：男女四肢麻木不仁。

组成：白苣子二两，枸杞二两，南木耳四两，蜂蜜四两，芫荽子一两。

用法：为丸，黄酒每早送下二钱。

【审查意见】麻木多系风湿。上列各药能活血脉，壮筋骨，除风湿，可用。

3. 麻木第三方

主治：手足麻木，时发疼痛，或成瘫痪者。

组成：生川乌（不去皮）、五灵脂各四两，威灵仙五两。

用法：洗焙为末，酒丸梧子大。每服七至十丸，盐汤下，忌茶。

【审查意见】此方之配合，川乌能祛风燥湿，治风痹血痹，半身不遂；五灵脂能通利血脉；威灵仙能通五脏经络，疗顽痹痛风，腰膝冷痛。用治麻木瘫痪，尚称效剂。

4. 麻木第四方

主治：年久麻痹，关节风，疼痛不仁，男女同用。

组成：草乌头半斤（去皮为末）。

用法：用袋一件，盛豆腐半袋，入乌末于中，再将豆腐装满，压干，入锅中煮一夜，即坚如石。取出晒干为末，每服五分。冷风湿气，生姜汤送下；麻木不仁，葱白汤送下。

【审查意见】草乌头，虽能祛风湿，开顽痰，但吸入血中，能减低血液之循环，使末梢及脑神经均麻痹，肌肉弛缓。外用相宜，内服多量，恐反增剧。

5. 麻木第五方

主治：凡男、妇别处皆无痛痒，只大腹上麻痹不仁，乃风郁腹部也。

组成：葱白。

用法：煮葱白，食之自愈。

【审查意见】散风有效。

6. 麻木第六方

主治：满身麻木。

组成：楝树子（炒炭研末）。

用法：壮者每服五钱，虚者每服三钱，以黄酒调下即愈。

【审查意见】存待试。

7. 麻木第七方

主治：麻木疼痛。

组成：威灵仙五两，生川乌、五灵脂各四两，炒山甲二两。

用法：共为末，醋糊丸梧子大。每服五七丸，盐汤送下，忌茶。左手加桂枝，左腿加怀牛膝更妙。

【审查意见】有搜风散寒、祛湿之效。

（十）中风

1. 中风第一方

主治：卒中风，手足不仁，口眼歪斜。

组成：苍术二钱，独活钱半，当归二钱，黄芩二钱，防风二钱，麻黄一钱，半夏二钱，杏仁二钱，川芎一钱，白鲜皮二钱，天麻二钱，姜三片，红枣四枚为引。

【审查意见】轻症有效。

2. 中风第二方（郝玉如）

主治：中风，半身不遂。

组成：麻黄一斤，竹沥三钱，焙麝香一钱。

用法：用麻黄一斤，水十盅，减五碗，去渣，再熬成稀糊，摊纸上，贴浑身不病处，上下令遍。但除七孔，其病处不糊，然后以竹沥三钱，焙麝香一钱，共研末，热酒调服。就卧须臾，药行如风声，口吐恶水，身出臭汗如胶，乃急去糊纸，别温麻黄汤洗之，调养十余日即愈。

【审查意见】麻黄发汗，麝香通节，此亦治风之法，效否待试。

3. 中风第三方

主治：角弓反张，目直上视，中风不语等症，初感者宜之，日久则不可用。

组成：乌药钱半，胆星二钱，半夏二钱，独活钱半，青皮钱半，黄连钱半，苏子二钱，全蝎二钱，竹茹二钱（青），沉香一钱（研），天麻二钱，僵蚕二钱，芒硝五分。

用法：冲煎服。

【审查意见】荣卫空虚，而阴火上升以助虚阳。而肝脏木旺风摇，故见角弓反张，目直上视，并不语诸症。此方能降胸中之逆气，气降而火亦清，火清而痰下，诸症遂愈。

4. 中风第四方

主治：中风不语。

组成：半夏二钱，枳实二钱，陈皮二钱，人参二钱，甘草四钱，南星三钱，茯苓二钱，菖蒲二钱，竹茹二钱，风化硝二钱，生姜五片为引。

【审查意见】此方有豁痰清热、利气补虚之效。

八、新陈代谢病

（一）糖尿病

1. 糖尿病第一方

主治：消渴症，即糖尿病。

组成：梨。

用法：用好梨，日当饮食，渴时吃梨，饥时亦吃梨，约食百余斤即愈。

【审查意见】古人治消渴饮水症用香水梨或鹅梨极效，此方系独用梨当饮食，病固能去，但胃弱者宜斟酌。

九、泌尿器病

（一）小便不通

1. 小便不通第一方（张宲铨）

主治：癃闭，小便不通，以致肿枯，不论久近何因，及愈利愈闭，诸药不效。

组成：白鱼一两，蜣螂五钱，蝼蛄五钱。

用法：大人内服一钱至二钱，量人虚实用。小儿十丸，白鱼取时留粉，蜣螂去足具，选真实大个生用。蝼蛄必须有翼的，无翼则不效，除去上半节及翅微炒。精血滞闭，用怀牛膝二钱，煎汤送下；重阴冱寒，及外感郁内阳，俱用葱白煎汤送下；上窍不通致闭，以此丸捣面，热水调热服；其余皆以阴阳水冷送下。

【审查意见】蜣螂能破癥瘕，性极烈，凡非体壮病实者不可用。

2. 小便不通第二方（任绍和）

主治：小便实热壅闭。

组成：蜣螂虫三钱，干地鳖虫三钱。

用法：捣末，煎水服之。

【审查意见】药性峻烈，体壮实者可用，且蜣螂用末，煎服尤烈，孕妇忌服。

3. 小便不通第三方：蚯蚓茴香汤（李守弟）

主治：老人尿闭。

组成：白头蚯蚓、茴香等分。

用法：杵汁，饮之即愈。

【审查意见】药性和平，尚堪服用。

4. 小便不通第四方（李守弟）

主治：胞转小便不通。

组成：死蜣螂二枚。

用法：用死蜣螂二枚，烧研末，井华水调服。

【审查意见】破瘀峻药，非体质壮者不可用。

5. 小便不通第五方（王化清）

主治：小便不通。

组成：甘草，甘遂。

用法：甘草末一两，煎汤内服，甘遂末一两，敷脐下立效。

【审查意见】此系古方，可备试用。

6. 小便不通第六方

主治：虚寒小便不利，尿不出。

组成：葱一斤。

用法：捣如泥，放肚脐上，用开水热壶底暖，觉热后，即移之，尿即出。

【审查意见】虚寒证因一时禁闭者，用之有效。

7. 小便不通第七方

主治：心经留热，小便赤涩。

组成：山栀（去皮）、大黄、连翘、炙草等分为末。

用法：水熬，服三钱即利。

【审查意见】能泻三焦温热，解小肠积毒。如系因邪热侵滞而便赤者，可用。

8. 小便不通第八方

主治：小便不利，数日不尿者。

组成：用麦秸一撮。

用法：煎水服之能愈。

【审查意见】膀胱因积热尿不出者可用。

9. 小便不通第九方

主治：小便不通。

组成：葱管，麝香。

用法：用干面做一圈子，圈于脐眼，高寸许，以葱管装麝香，直安脐中。圈内以盐填满，将艾圈安葱项项上灸之，令艾火之热气，直透脐内，三四次或五次，其便立通。

【审查意见】因寒之小便不通，此方有效。

10. 小便不通第十方

主治：小便不通。

组成：蜗牛十枚，麝香一分。

用法：共捣如泥糊，贴脐中，通后去之。

【审查意见】利尿有效。

（二）尿血

1. 尿血第一方（赵凌云）

主治：膀胱热，尿血不止。

组成：生地一两，小蓟五钱，白茅根三钱，车前子二钱，益智仁二钱，生草为引。

用法：水煎，温饮。

【审查意见】尿血有热者可用。

2. 尿血第二方

主治：小便因积热尿血者。

组成：白茅根一撮，车前草三根。

用法：清水煎服。

【审查意见】膀胱积热甚者服之，能泻火消瘀，尿血利尿。

3. 尿血第三方

主治：小便出血，尿道疼不可忍。

组成：淡豆豉五钱。

用法：煎汤，温服。

【审查意见】有清热之效，轻症可用。

（三）小便不禁

1. 小便不禁第一方（杜萸）

主治：小便不禁。

组成：石榴一个（连内籽儿烧存性）为细末，用鲜植白皮四钱。

用法：煎汤，然后入药，即石榴灰再煎。分二次，早晚空心，各服一次。

【审查意见】小便不禁，系膀胱括约肌迟缓所致，石榴性温涩，内含鞣酸极多，服之有效。能活血散风，刺激神经，宣泄滞气，舒筋骨，通经络。

2. 小便不禁第二方

主治：小便不禁。

组成：甘蔗，青蒿梢一两。

用法：生酒煎服，三日痊愈。

【审查意见】存待试。

（四）遗尿

1. 遗尿第一方

主治：妇人产后遗尿。

组成：猪胞、猪肚各一具，糯米半升。

用法：糯米入胞内，更以胞入肚内，同时煮食。

【审查意见】滋补虚弱，可用。

十、生殖器病

（一）遗精

1. 遗精第一方：鱼菟固精丸

主治：虚劳遗泄，阴精大亏。但脾无湿热，胃不呆滞者，服此大佳。

组成：蛤粉（炒鲫鱼胶八两），龙骨五两，丹皮三两，人乳（拌蒸），潼蒺藜四两，云苓四两，石莲（连壳去心炒）三两，酒煮菟丝子五两，远志二两。

用法：各药除石莲外，皆生晒，不见火，研粉为丸。每服二钱，食前淡盐汤下，日三次。

【审查意见】健脾、补肾、固精道，用之有效。

2. 遗精第二方：五倍子丸（沈仲圭）

主治：遗精延久，精管弛缓，虚象迭见。

组成：五倍子一两，莲心一两，花龙骨八钱，白茯苓八钱。

用法：为末，水泛为丸，每服三钱，淡盐汤下。

【审查意见】此方有固精止涩之效，遗精延久，虚象迭见，用之甚当。

3. 遗精第三方（房西亭）

主治：精滑。

组成：秋石、黄芡实、茯苓、莲肉各四两。

用法：为末，枣和丸梧子大。每服三十丸，空心盐汤送下。

【审查意见】通行方，有效。

4. 遗精第四方：治浊固精丸（杜蓂）

主治：白浊遗精。

组成：龙骨二两，莲蕊须二两，莲子肉二两，芡实二两，山药二两，白茯苓二两，茯神二两，生地一两，黄柏一两，甘草五钱。

用法：上药为末，用金樱子二斤，捣碎熬膏，和药为丸，如梧子大。每服六十丸，临卧时米饮下。

【审查意见】用于体虚肾亏，相火浮动者，有止涩、补虚、清火之功。

5. 遗精第五方：秘元煎（严级苣）

主治：遗精带浊。

组成：远志一钱，淮山药二钱，芡实二钱，枣仁二钱，白术、茯苓各钱半，人参二钱，五味十四粒（畏酸者去之），金樱子二钱（去核），炙草一钱。

用法：水煎，空心温服。

【审查意见】气虚脾弱者，可用。

6. 遗精第六方（米荣惠）

主治：专治遗精、白浊、盗汗、虚痨等症。

组成：桑螵蛸（炙黄）、白龙骨（煅）各用一两。

用法：共为细面，每服二钱，盐汤送下，以愈为度。

【审查意见】止涩专药，证属单纯虚弱者，用之有效。

7. 遗精第七方：补尔肺肾丸（沈仲圭）

主治：肺病遗精。

组成：大熟地八两（砂仁末八钱拌），云茯苓三两，鲟鳇胶六两，金樱子四两，净萸肉四两，粉丹皮三两，潼沙苑四两，童牛脊髓六两，野山药六两，建泽泻三两，苏芡实四两，白花百合六两。

用法：上药各选上品，除金樱子煎汁，牛脊髓生捣外，余药各研粉末，混和入金樱汁、牛髓水，泛为丸，如赤豆大。早、午、晚食前各服二钱，淡盐汤送下。

【审查意见】有健脾润肺，固气助肾之效。

8. 遗精第八方：龙虎固精丸（马德清）

主治：一切肾虚遗精及滑精等症。

组成：真海狗肾二钱（酒浸一日，锉细），童牛脊筋四钱（盐渍阴干），龙骨五钱（煅），熟地五钱，黄芪四钱（蜜炙），山萸五钱（去核），芡实四钱，牝羊睾丸一对（盐渍阴干）。

用法：照方炮制，研成细末，蜜丸如赤豆大。每饭后服七丸，一日三次，开水送下。病深者，临睡加服一次。

【审查意见】功专滋阴补肾，可用。

9. 遗精第九方

主治：梦遗及肾虚遗精。

组成：黄柏，蛤粉。

用法：黄柏、蛤粉为细末，蜜丸梧子大，青黛为衣，开水送下。

10. 遗精第十方

主治：遗精。

组成：石菖蒲一两，白果十四个（去皮壳）。

用法：生酒煮服。或用海金砂一两，木香一钱，为末，面和为丸，莱菔子大，朱砂为衣，临睡时白开水送七丸或九丸。或用韭菜子研末，早晨黄酒冲服。

【审查意见】夜梦遗精，乃系相火旺盛。黄柏能泻相火，清湿热。若系阴虚泄精，蛤粉又能滋补肾阴。故凡肾水不足，痿厥腰疼等症，用黄柏、蛤粉，定能奏效。惟脾胃虚寒者禁用第十方。健脾燥湿之效，有湿证者可用，金砂、木香只能利尿，于遗精无补。

11. 遗精第十一方

主治：肾虚遗精。

组成：女贞子一斤，丹皮三两，马料豆一升，破故纸二两，五味子一两，茯苓四两，杜仲二两半（盐水炒）。

用法：共为末，水泛为丸。每早服四钱。

12. 遗精第十二方：固精丸

组成：黄连、生地、归身、炙草、酸枣仁（去壳净，炒研）、茯神、远志肉、人参、石莲子肉各等分。

用法：蜜丸梧子大，每早晚各服二钱，淡盐水送下。

13. 遗精第十三方

组成：白术六两，苦参三两，牡蛎三两。

用法：共为末，猪肚一具，煮烂捣丸梧子大。每服四十丸，日三服，酒下。

14. 遗精第十四方

组成：杜仲三钱，破故纸三钱，青盐五两。

用法：入猪小肚内煮食之。

15. 遗精第十五方

组成：莲子心二钱，朱砂一分。

用法：共为末，空心服。

【审查意见】上列数方，十一、十四两方，滋补腰肾有效；第十三方有健脾固精之效；第十二、十五两方心肾不交，烦热失眠者用之相宜。

16. 遗精第十六方

主治：遗精。

组成：半夏一两（洗十次切破），木猪苓二两，（同炒黄，出火毒，减去猪苓，）牡蛎一两（炒）。

用法：共捣烂，以山药捣糊，丸如梧子大。每日以茯苓汤送下三十丸。

【审查意见】此方治内有湿热之遗精，尚属可用，但缺少清热之品。

17. 遗精第十七方

主治：病愈之后，不分昼夜，合目则遗精。

组成：木贼五钱，川芎五钱，粉葛一钱，蛇蜕一寸半（瓦上焙燥），挂壁尘五钱（即乌龙尾，取米店内者佳）。

用法：共研细末，好酒为丸。每服三钱，开水送下，服一料即愈。

【审查意见】病后衰弱，精神不固，不分尽夜，合目则遗，此乃体质大衰之症。应以大剂补涩之品，或可补救于万一，此方恐难胜任。

（二）阴痿

1. 阴痿第一方：蚕蛾丸（赵图南）

主治：丈夫阴痿症。

组成：未连蚕蛾一两。

用法：去头并翅，炒为末，蜜丸梧子大，每夜服一丸。

【审查意见】可备试用。

2. 阴痿第二方（郭永福）

主治：阴痿。

组成：潞参三钱，熟地三钱，仙灵脾二钱，鹿茸五两，全归五钱，锁阳三钱，菟丝子三钱，炙草一钱。

用法：水煎服。

【审查意见】有壮阳、补肾、益气之效，神经衰弱之阴痿可用。

3. 阴痿第三方

主治：阴痿，精滑，子宫寒冷，腰膝冷痹。

组成：阳起石、石龙子、蛤蚧、生犀角、附子、草乌头、乳没、血竭、细辛、黑芝麻、五倍子各等分。

用法：以上十二味，全研末，以生鳝鱼和丸，如梧子大，朱砂为衣。每空心酒下百丸，久即生奇效。

【审查意见】通行方，可用。

4. 阴痿第四方：秘精固肾丸

主治：阴痿症。强筋壮骨，添精补髓，活血健脾，助阳种子。

组成：黄毛茸二两（炙酥），高参二两半，鹿角胶二两（牡蛎粉炒成珠），晚蚕蛾二两（炒），熟地四两（黄酒砂仁拌蒸），枸杞二两（酒蒸），自归二两（酒洗），川牛膝二两（酒洗），补骨脂二两（炒），杜仲炭二两（姜汁炒），巴戟天二两（酒洗），南锁阳二两（酥炙），韭子二两（炒），葱子二两（炒），何首乌八两（黑豆蒸九次去筋），金樱子二两（去毛子），巨胜子二两（炒），楮实子二两，鸡子四个（炙黄），鸽蛋五十个（煮熟入药），苁蓉二两（去鳞甲）。

治法：上药捣粗末，将鸽蛋捣烂，全药拌匀，晒干为面，蜜和为丸，桐子大。每服三钱，开水下。

【审查意见】滋补专药，有效。

5. 阴痿第五方

主治：少年之人患阳痿。

治法：秃笔头烧灰，酒下二钱，再以泥鳅照常置食，数日即愈。

【审查意见】存待试。

6. 阴痿第六方：赞育丹

主治：阴痿精衰，虚寒无子等症。

组成：熟地（炒，黄酒拌九蒸九晒）八两，白术（土炒）八两，当归六两，枸杞六两，杜仲（酒炒）、仙茅（酒蒸）、巴戟（甘草汤炒）、山萸肉（去核）、淫羊藿（羊脂油拌炒）、肉苁蓉（酒洗去鳞甲）、韭子（炒黄）各四两，蛇床子（微炒）、制附子、肉桂（盐水炒）各二两。

用法：共为末，炼为蜜丸，如梧子大，或加人参、鹿茸。

【审查意见】虚寒证用之有效。

7. 阴痿第七方

主治：阴痿。

治法：好烧酒和黄泥，涂阴毛际处一日，其阳即起。

【审查意见】有刺激性，能使局部充血，可用。

8. 阴痿第八方：强阳丹

主治：阴萎。

组成：熟地（砂仁、黄酒拌，九蒸九晒）一斤，肉桂（盐水炒）三两，覆盆子三两，炙黄芪二斤，巴戟六两，柏子仁三两（去油），麦冬三两，当归六两，白术（土炒）八两。

用法：共为末，炼蜜为丸，如梧桐子大，每日滚水送下一两。

【审查意见】由于纵欲过度，伤及肝肾，此方有效。

十一、妇科

（一）经病

1. 经病第一方（赵秀松）

主治：经水先期，色紫者。

组成：当归三钱，炒吴萸钱半，酒白芍钱半，川芎钱半，茯苓钱半，自地二钱，醋香附二钱，丹皮钱半，炒元胡钱半，广皮钱半，条芩三钱，鲜姜三片。

用法：水煎，温服。

【审查意见】有清热活血之效。

2. 经病第二方：妇人归附丸（张聘之）

主治：调和气血，兼可种子。

组成：香附一斤（砂锅内醋煮极热，水洗，焙为末），归身十两（酒洗，切片，焙为末），鹿角二两（去粗皮锤末，绵纸垫锅内，文武火焙干，炒为末）。

用法：上三味研末，醋糊为丸，桐子大。每服三两，早晚服，白水送下。

【审查意见】虚寒证可用。

3. 经病第三方：通经散（李棠甫）

主治：腹内有瘀血块，每逢行经之日，行三日服三副，行二日服二副。

组成：熟地炭钱半，当归三钱，川芎二钱，炒白芍钱半，炒桃仁一钱（研），红花饼钱半，炒元胡二钱，怀牛膝二钱，三棱钱二分，莪术钱二分，制香附二钱，广皮二钱，吴萸钱半，炒小茴香一钱，炙草二钱，黄酒二盅为引。

【审查意见】有活血行瘀、止痛之效，虚弱者不宜。

4. 经病第四方（成信德）

主治：治老年经行不止。

组成：黄芩心二两。

用法：用黄芩心二两，醋浸七日，炙干，又浸炙七次，醋糊为丸。陈酒送下。

【审查意见】血分有热者可备一试。

5. 经病第五方：通经散（刘铭）

主治：室女经闭。

组成：茜草三钱，陈酒一盅。

用法：水煎，服三剂，如经尚未通，再服一二剂必通。

【审查意见】通经活血可用。

6. 经病第六方：通经散（李文杰）

主治：经闭成痨。

组成：血余四两，黄连一两，瓜蒌一个。

用法：上三味，泥封固，烧存性。血竭五钱，没药一两，共为细面，六天服完。

【审查意见】有活血行瘀之效。

7. 经病第七方（谢长余）

主治：妇女月水不调，小产，难产，男子危疾将绝。如久服能乌须发，听耳明目，延年益寿。

组成：紫河车一具（男用女胎，女用男胎。米泔洗净，新瓦焙干研末），龟板（童便浸三日，炙黄），黄柏（盐、酒浸炒）一两半，杜仲（酥炙）一两半，牛膝（酒浸）二两二分，生地二两，砂仁六钱，茯苓二两。

用法：绢袋盛入，瓦罐酒煮七次，去茯苓、砂仁不用；杵地黄为膏，天冬（去心），麦冬（去心），人参（去芦）各一两半，共为末，同地黄膏入酒米糊丸，如小豆大。每服八十丸，空心盐汤下，冬月酒下。如女人可加当归二两。

【审查意见】有温补之效，寒证可用。

8. 经病第八方（田藏）

主治：妇人久无月信。

组成：藏红花一钱，牛尿一茶杯。

用法：用牛尿一小茶杯，泡浓顿服。若见红过多，急饮米汤。

【审查意见】专用红花，便有行瘀之效，血瘀者可用，牛尿可去。

9. 经病第九方（李雅菴）

主治：经闭六月有奇，血不养肝。

组成：逍遥散（柴胡、当归、白芍、白术、茯苓、炙草、生姜、薄荷），四物汤（当归、川芎、白芍、地黄）。

用法：先服逍遥散三副，肋痛，午后寒热往来，悉退。又服四物汤四副，全身抽缩亦退，饮食大进，又照四物汤加桃仁、红花、三棱、莪术，又服二副，腹内少痛，而经水始来。

【审查意见】因忧郁愤怒而来之经闭，当有效。

10. 经病第十方

主治：经期久闭。

组成：二蚕沙一两（炒黄），好酒一斤。

用法：好酒一斤，煮沸澄清，去沙，每日温服一盏即愈。

【审查意见】通行方，可用。二蚕沙即原蚕沙。

11. 经病第十一方

主治：经闭。

组成：茜草根一两。

用法：水酒煎服，一日即通。

【审查意见】血热之经闭用之有效。

（二）子宫症

1. 子宫症第一方（景寿轩）

主治：子宫下脱。

组成：五倍子一两，蕲艾一两，蛇床子五钱，明矾一两，铁锈五两半。

用法：先煎铁锈五六沸，后入各药再煎，乘温洗之。如冷再煎再洗，五六次即可上升。

【审查意见】此方寒证用之为宜，但亦须兼服升提之药，方有效。

（三）带下

1. 带下第一方（庞世瑞）

主治：赤白带下，下元虚满。

组成：白果、莲肉、江米各五分，胡椒钱半。

用法：共为末，用乌骨鸡一只，去肠，盛药，瓦器煮烂。空心，分数次食之。

【审查意见】有健脾散寒之效。

（四）干血痨

1. 干血痨第一方（卢育和）

主治：闺女干血痨，唇红肉瘦。

组成：啄木鸟（瓦焙存性）。

用法：研末，每服五分，黄酒送下。

【审查意见】按：啄木鸟对于干血劳有效否，存疑待试。

2. 干血痨第二方（严级苣）

主治：干血痨。

组成：真四川大黄（要大块）。

用法：先入酒缸泡七日，取出上笼蒸过，放太阳晒之，晒一日之久，再入酒缸泡七日，再用笼蒸一炷香久。如此反复九泡、九蒸、九晒，即可备用。挫为末，每服二钱，红花水送下。

【审查意见】有吊痰破瘀之效。

3. 干血痨第三方：破血袋

主治：专治妇女干血痨。

组成：白附子、穿山甲、川乌、草乌、破故纸、葶苈子、猪牙皂、川椒、丁香、苦丁香、巴豆（去皮）、甘草各四分。

用法：共研细末，用绸绢包好，拴细绳一条，塞入阴户内，子宫口外，绳头露于阴户外，以备取时之便利。只一天工夫，血块就要破动，血破时，药包随之掉下。

【审查意见】经验方，可备用。若发热虚弱之人，药量虽轻，亦所不宜。

4. 干血痨第四方

主治：骨蒸虚劳，经闭不通。

组成：猪胆汁一枚，猪脊髓一条，童便一盅，柴胡、前胡、乌梅、胡黄连各一钱，韭白七根。

用法：同煎，温服，三服即效。

又方：乳儿童便五碗，煎取一碗，入蜜三匙和之，每服二碗，服数次即愈。

【审查意见】调和气血，补益精髓，用治虚劳症相宜。

5. 干血痨第五方

主治：妇女干血劳，盗汗等症。

组成：红嘴鸽子一个，血竭五钱。

用法：用纯粹白毛红嘴鸽子一个，不用刀杀，水灌死，将毛拔净，用竹刀开肚，忌铜、铁器。血竭五钱，装入鸽子肚内，放砂锅中，黄酒三斤微火煮，不用水。肉熟，连汤带肉食之必愈。

【审查意见】血竭有和血散瘀之力，与鸽肉并食，能调经益气，衰弱性盗汗及干血痨，尚属相宜，惟鸽肉不宜多食，恐减药力。

（五）阴痒

1. 阴痒第一方：蛇矾汤（赵青松）

主治：妇人阴痒难忍。

组成：蛇床子二两，白矾五钱。

用法：煎汤，洗数次即愈。

【审查意见】此方宜加花椒、地肤子、川芎、白芷等，则功效更捷。

2. 阴痒第二方

主治：妇人阴户作痒。

组成：苦参、狼毒、蛇床子、归尾、威灵仙，以上各三钱，鹤虱六钱。

用法：煎汤熏洗，即见功效。

【审查意见】凡阴痒，阴蚀疮，多因有虫，此方杀虫止痒，当有效。

（六）阴挺

1. 阴挺第一方：阴挺必愈锭（赵世定）

主治：妇女阴户生挺痛，痒不止。

组成：飞矾三钱，铜青二钱，五味子一钱，明雄黄二钱，制川乌二钱，制草乌三钱，蛇床子三钱，炒栀子钱半，苦参二钱，槐花二钱。

用法：共为细面，炼蜜为锭，每锭三钱重。以绸包好，纳入阴内，每锭以一日为止。

【审查意见】铜青有腐蚀性，对于本症，固能取效，然恐引起子宫黏膜发炎，不可不慎。

（七）血崩

1. 血崩第一方（严级苣）

主治：血崩有块。

组成：香附钱半（醋炒），川郁金钱半（醋炒成炭），陈广皮一钱，旋覆花钱半（包），沉香面一钱（包），仙半夏二钱，春砂仁八分（敲小粒），荆芥炭八分，当归身五钱，丹参二钱（炒），参三七八分（切片炒），藕节二枚。

用法：煎汤服之。

【审查意见】有活血导滞之效。

2. 血崩第二方：止崩丸（赵图南）

主治：妇人血崩症。

组成：棕皮（烧存性）二两，三七二钱。

用法：共为细末，用飞罗面糊为丸，梧子大。空心，黄酒下五十丸。

【审查意见】此方恐嫌力薄，可酌加黑芥、阿胶之类，则见效尤捷。

3. 血崩第三方

主治：血瘀，血崩及下血等症。

组成：槐木耳。

用法：用槐木耳，视病症而定用量及引。产后血瘀腹痛，酒煎五钱饮之；崩中下血，煅存性研末，酒下五钱；肠痔下血，水煎饮五钱；月经不止，或劳伤剧痛，煅一两，加赤石脂一两，热酒送服二钱，以止为度；脏毒下血，煅二两，加煅干漆一两，研末，每用一钱酒下。

【审查意见】槐耳治诸血症，古方亦有，但因病用引，全在临时变更。干漆内服，功专行瘀，不可多用，无瘀者绝不可服。

4. 血崩第四方

主治：妇女肝火怒盛，血崩。

组成：全当归一两，醋白芍一两，九地炭五钱，川芎钱半，黑芥穗三钱，黑姜五分，云苓三钱，炒蒲黄二钱，焦白术一钱，川朴一钱，炙草一钱，姜枣为引。

用法：水煎服，三剂即愈。

【审查意见】肝火甚者，宜加山栀炭、丹皮炭；下血不止者，宜加阿胶珠、棕皮炭。

5. 血崩第五方（孙逸圣）

主治：妇女失血过多，诸药无效者。

组成：海参半斤（切片焙为末）。

用法：每次调服三钱，日三服，半月后即效。盖海参能生百脉之血也。

【审查意见】此病后调补之剂，非急救之品。

（八）腰腿疼

1. 腰腿疼第一方（温月亭）

主治：妇人腰腿疼。

组成：枸杞四两，木耳四两，牛膝八钱，木香八钱，虎骨三钱，白蜜适宜。

用法：将前五味共研末，白蜜和丸，每丸重三钱，可作百丸。每日服一丸，黄酒送下。

【审查意见】本方有效，但恐与生育有碍。

2. 腰腿疼第二方：搜风活血丸（赵泌）

主治：妇人腿疼。

组成：秦艽五钱，白芷三钱，川牛膝五钱，杜仲三钱（炒黑），川地龙三钱，毛鼓半斤（黄酒拌九蒸）。

用法：共为细末，炼蜜为丸，重三钱。早晚各服一丸，黄酒送下。

【审查意见】毛鼓不详，余药止痛有效。

（九）阴吹

1. 阴吹第一方

主治：阴吹。

组成：猪板油八两，乳发（鸡子大）三个。

用法：乳发以肥皂水洗净，同熬发挥。分两次服，病从小便出。

【审查意见】古方。

（十）杂症

1. 杂症第一方：消毒清内汤（郭凤岐）

主治：妇人肠痈。

组成：银花二钱，贝母三钱，川军一钱，穿山甲二钱，白芷一钱，僵蚕三钱（炒），乳香一钱（去油），没药一钱（去油），皂刺三分，花粉五钱，莲壳钱半，滑石三钱，芒硝一钱（另包）。

用法：水煎，空心服。

【审查意见】有瘀热者可用。

2. 杂症第二方（赵凌云）

主治：妇女游风。

组成：荆芥穗三钱，炒甘草一钱，陈皮二钱，人参二钱，炒白僵蚕三钱，防风二钱，川芎二钱，藿香二钱，羌活二钱，蝉蜕三钱，制厚朴二钱。

用法：水煎，温饮。

【审查意见】通行方，可用。

3. 杂症第三方：舒筋丸（李德甫）

主治：妇女麻搐。

组成：附子一两（制），牛膝一两，木耳四两（焙），麻皮四两（焙黑），蕲艾四两（醋炙，焙）。

用法：均研细末，蜜丸弹子大。每服一丸，黄酒化服，日三丸。

【审查意见】有舒筋散寒之效，寒证有效，热证不宜。

4. 杂症第四方（赵炳）

主治：妇女色迷疯症。

组成：金鸡蛤蟆一个。

用法：置磁盘内，上罩以铁纱，以不动为是。盘底抹以寸厚之黄土泥，再照盘大小作一泥帽，盖住，泥帽顶上，开一小孔，下燃干柴。火烧磁盘底，渐烧小孔内渐冒烟，初冒黑烟，久之即冒白烟，如见白烟，即成功矣。取研细末，每早、午、晚饭前，黄酒冲服一钱，不至服完，病即除净。

【审查意见】存待试。

5. 杂症第五方（李守弟）

主治：妇女少腹气疼。

组成：禹余粮（煅）。

用法：为末，每服二钱，米汤送下。一日二服，以愈为度。

【审查意见】《卫生易简方》中之陈方。

6. 杂症第六方：破瘕除湿饮（白靖斋）

主治：妇人下部寒湿，肾气虚弱，内有疝瘕，而不能孕育，或受孕小产者。

组成：焦白术五钱，冬人参二钱，沙参片三钱，油肉桂钱半，荸荠粉三钱，炙鳖甲三钱，云茯苓五钱，制半夏一钱，炒神曲二钱，菟丝子二钱，粉芡实三钱，制巴戟三钱，炒车前钱半（布包），炒小茴二钱，炒干姜钱半，制元胡一钱，川芎片三钱，白当归五钱。

用法：黄酒为引，水煎，空心温服。

【审查意见】虚寒证可用。

7. 杂症第七方

主治：经血瘀滞，腹疼，久不生育。

组成：槟榔三钱，大黄三钱，红花五钱，五灵脂二钱半，黑丑五钱，木香二钱半。

用法：蜜丸，每服一钱，黄酒、童便为引。服后肚子不疼是效，肚若疼，再服同仁堂女金丹数两。

【审查意见】大便秘而致血瘀腹疼者，用之有效。

8. 杂症第八方

主治：气血虚弱，乳汁不多。

组成：生芪五钱，当归三钱，炒白芍一钱，通草五分，粉草五分，王不留行二钱，漏芦三钱，花粉三钱，穿山甲一钱，葱黄芽七个。

用法：加猪蹄煎汤，食后服。

又方：生芪五钱，当归五钱，王不留行二钱，漏芦三钱，山甲珠一钱，茯苓一钱，通草五分，葱芽七个为引。

【审查意见】下乳通行方，气血虚弱者，服之见效。

9. 杂症第九方

主治：乳房因气血凝而肿痛者。

组成：广皮一钱，瓜蒌二钱，枳壳二钱，花粉三钱，香附二钱（酒炒），桔梗二钱，归尾三钱，皂刺二钱，甲珠一钱研，僵蚕二钱（炒），银花三钱，连翘二钱，甘草一钱。

用法：水煎，食后服。

又方：条芩二钱，归尾三钱，银花四钱，青皮一钱，香附二钱（酒炒），桔梗二钱，连翘三钱，皂刺二钱，甲珠钱半（研），僵蚕二钱（炒），瓜蒌二钱，甘草一钱，生地三钱。

用法：水煎，食后服。

【审查意见】行气，活血，消肿，外科通行方。未化脓时用之有效。

10. 杂症第十方（齐立德）

主治：通乳汁。

组成：鸡蛋三个，藕根一寸半（无鲜藕根用藕节）。

用法：早空心吃三个，莲藕代汤，一并吃完。

【审查意见】乳汁缺乏，多系气血虚弱所致。此方对于滋补血液，不无小效，症轻微者，可资取用。

十二、产科

（一）难产

1. 难产第一方：安妊丹（张希骞）

主治：妊妇瘦而有热，以致百疾发生。如不思饮食，呕吐腹胀，胎悬难产，产后血晕等症。

组成：当归二两（酒洗），条沙参三两，白茯苓二两，白术两半（米泔浸一日，土炒），条芩两半（黄酒拌炒），香附一两（蚕便浸炒），大生地二两，川厚朴一两，炒建面一两，沉香三钱，陈皮二两，白芍二两（酒炒）。

用法：共研细末，炼蜜丸。每丸重二钱，每早开水送下一丸。

【审查意见】通行方，可用。

2. 难产第二方：丁香如意丹（赵复性）

主治：妇人难产症。

组成：母丁香三十九粒，制乳香三钱六分。

用法：共为细末，同活兔胆和，杵千下，共做三十六丸。每服一丸，白酒送下立效。

【审查意见】催生有效，可用。

3. 难产第三方：蛇蜕汤（李守弟）

主治：横生逆生。

组成：蛇蜕一具，蝉蜕十四个，头发一握（用本人的）。

用法：并烧存性，分二服，酒下。仍以小针刺儿足心三七下，擦盐少许，即生。

【审查意见】存待试。

4. 难产第四方

主治：凡横生逆产，危在顷刻者。

用法：在产妇之小指上灸三壮，艾炷如小麦大，即生。

【审查意见】古法可用，应在右足小趾尖头灸三壮，编者按此方曾试过一次，功效不确。

5. 难产第五方

主治：难产三日不下、交骨不开，诸药不效者，此方神效。

组成：车前子为君，冬葵子为臣，白芷、枳壳为佐。

【审查意见】本方之意旨主在泻下，难产者可资一试。

6. 难产第六方

组成：陈麦草须（取露天者更妙），每用一两。

用法：洗去尘垢，剪寸段，煎汤服。

【审查意见】存待试。

7. 难产第七方

组成：芫花根（剥去皮）。

用法：芫花根剥去皮，以绵裹之，点麝香少许，插入阴户中三寸，即下。

【审查意见】存待试。

8. 难产第八方

组成：凤仙子二钱。

用法：研末水服，外以蓖麻子随年岁大小，酌量涂于足心。

【审查意见】存待试。

（二）胎动

1. 胎动产第一方：荷蒂散（赵秀松）

主治：妊娠胎动，已见黄水者。

组成：干荷蒂一枚（炙为末），再用糯米淘汁一盏。

用法：服即安。

【审查意见】通行古方，可用。

2. 胎动产第二方：下胎蟹爪汤（赵青松）

主治：妇人有病欲下胎病。

组成：蟹爪五钱，桂心一两，瞿麦一两，牛膝二两。

用法：共为细末，空心，温酒服二钱。

【审查意见】存待试。

3. 胎动产第三方

主治：胎动不安，素患小产者。

组成：川续断（酒浸）、杜仲（姜汁拌炒，去丝）各二两。

用法：为末，枣肉煮烂，和丸梧子大。每服三十丸，米饮下。

【审查意见】安胎有效。

（三）血晕

1. 血晕第一方：血竭没药散（赵秀松）

主治：产后血冲，命在顷刻。

组成：真血竭、没药各一钱。

用法：共为细末，黄酒、童便调服。

【审查意见】活血止血，可备一试。

2. 血晕第二方：鹿角散（赵青松）

主治：产后血晕。

组成：鹿角一寸（烧存性）。

用法：为末，酒调服即醒。

【审查意见】古方，有散瘀活血之效。

3. 血晕第三方：逐瘀解迷汤（石玉）

主治：产后血晕，不省人事。

组成：全当归二两，九地五钱，生地六钱，益母草五钱，焦地榆三钱，杭芍三钱，丹皮二钱，赤金草六分。

用法：水煎服。（赤金草，出在西口外沙漠生金之地，与甘草相似，系该地之俗名。在本草上并无此药之名称，据传方者云，此草治血迷及吐血，独一无二，但药店无此草之名。去冬由兰省友人给些许，治愈五六人矣。）

【审查意见】二地用量太重。

4. 血晕第四方

主治：产后血晕，身痉直，口目向上牵引，不省人事。

组成：乌鸡蛋，荆芥末。

用法：用乌鸡蛋一个，打开用清，以荆芥末二钱，调服即安。

【审查意见】古方可用。

（四）胎死腹中

1. 胎死腹中第一方（谢长余）

主治：胎死不下。

组成：紫金藤、葵根各七钱，土牛膝一两半，当归四两，肉桂钱半，麝香三分研末冲。

用法：水煎服。

【审查意见】催生有效。

2. 胎死腹中第二方

组成：斑蝥七枚（烧存性），滑石末三钱。

用法：微温开水送下，少顷腹痛药行。

【审查意见】有堕胎之功，可用。

（五）断产

1. 断产第一方：断产汤（赵青松）

主治：妇人因多生，不欲再产者。

组成：故蚕蜕纸一尺（烧存性）。

用法：为末，酒调下，永不再孕。

【审查意见】通行方，可用。

（六）小产血崩

1. 血崩第一方（周小农）

主治：小产血崩虚脱。

组成：野党参一两，山萸肉一两，甘杞子五钱，熟地黄五钱，炒麦冬三钱，五味子一钱，醋炒当归头三钱，厚杜仲四钱，龙骨三钱，牡蛎一两，小麦五钱。

用法：汗多加熟附二钱，冬虫夏草一钱，水煎服。一日二剂，崩汗皆止。

【审查意见】有济脱助气，滋阴活血之功。

（七）产前杂症

1. 胎前杂症第一方（赵润堂）

主治：妊娠吐血。

组成：马勃五分。

用法：研末，浓米汤调服，立止。

【审查意见】轻症有效。

2. 胎前杂症第二方（谢长余）

主治：频惯堕胎。

组成：杜仲八两（糯米煎汤，浸透，炒去丝），续断二两（酒浸焙干），淮山药五两。

用法：共为末，枣肉为丸，如梧子大。每于堕胎之一月前，日服五十丸，米饮下即安，连服三十天。

【审查意见】堕胎之原因甚多，该方未将原因证明，虚证用之为宜。

3. 胎前杂症第三方：太乙救苦丸（白文光）

主治：妇人胎前产后腹痛，彭闷，胀饱，食积，痞块，心口痛，大便不通，小便不通，头痛，小儿大肚痞，脱肛，肛痛，噎食，红白痢疾，呕血，呕吐。

组成：雄黄六钱，姜黄六钱，大黄六钱，没药二钱，乳香二钱，巴霜四钱（去油）。

用法：共为细末，醋调成丸，如绿豆大，朱砂为衣。每服十丸，看患者是何病症，以何药为引。如食积以山楂、麦芽之类为是。

【审查意见】胎前产后，用之宜慎。

4. 胎前杂症第四方

主治：孕妇冲任奇经脉络损伤，下血不止，其他别无病状者。

组成：生鹿角屑、当归各五钱。

用法：水煎，服二服，其血自止。

【审查意见】此方有祛寒止血之效。

5. 胎前杂症第五方

主治：胎上冲心。

组成：葡萄一两。

用法：煎汤饮之即下。如无葡萄，其藤叶亦可。

【审查意见】胎上冲心，即子悬也，其原因为肝气不疏，当用疏肝解郁之品。一味葡萄是否能以胜任，存疑待试。

（八）产后杂症

1. 产后杂症第一方

主治：产后阴内出肉线长三四尺，触之痛引心腹。

组成：老姜三斤。

用法：连皮舂烂，入麻油一斤拌匀炒干。先以熟绢五尺折作方袋，令人轻轻拿起肉线，以使屈曲作三团，纳入阴户，乃以绢盛姜，就近熏之，冷则再换，熏一周时缩入大半，熏至两日，尽缩入矣。内服补气血之药，但不可使肉线断，断则不能治也。

【审查意见】此法外用有效，但须兼服升提益气之药。

2. 产后杂症第二方

主治：妇人新产后，下体受风，阴部红赤肿痛。

组成：葱白。

用法：葱白研膏，入乳香贴患处，数日即愈。

【审查意见】止痛散风有效。

3. 产后杂症第三方

主治：产后呕水，产前因怒哭伤肝，致呕青绿汁。

组成：韭菜，姜汁。

用法：韭菜取汁，加姜汁少许，和饮遂愈。

【审查意见】呕吐由于胃寒者有效，若因怒哭伤肝，当以舒肝解郁为主，此方恐未能胜任。

十三、小儿科

（一）痫症

1. 痫症第一方（曲友直）

主治：小儿风痫。

组成：大石榴一个，全蝎五个。

用法：大石榴一个，割头挖空，放全蝎五个，以头盖之，纸筋和泥封固，微火炙干，渐加火煅赤，候冷取中焦黑者，研末。每服五钱，乳汁调服，或防风汤下。

【审查意见】此系抄袭成方，石榴性酸，本能收涩；全蝎去风，以治风痫，或可收效。存待试。

2. 痫症第二方：惊风散（温月亭）

主治：小儿生后服之，可免惊风；已发病症服之即愈。

组成：防风、川芎、僵蚕、生草各一钱，紫赤金一张，辰砂一钱。

用法：先将赤金辰砂，置新砂锅中略炒，与余药混和，研极细末。每服一分，小儿生后初吃奶时服之，可免惊风。

【审查意见】通行方，可用。

3. 痫症第三方（田藏）

主治：小儿惊痫。

组成：桃奴七枚（另研），朱砂五钱（另研），牛黄、龙脑各一分（各另研），桃仁十四粒（去皮尖，面炒另研），生玳瑁一钱，雄黄三分（桃叶热水飞），黑犀三分，琥珀三分（另研），麝香一钱（另研）。

用法：上各为面，加蜜少许，捣如泥，做丸如芡实大，阴干，入磁瓶封固。每服人参煎汤，研下一丸，食后临睡服下。

【审查意见】痉挛性痫症用之，有活血安神、镇惊开窍之效。惟不宜久服，恐致小儿成呆。

4. 痫症第四方（赵亚曾）

主治：小儿五惊夜啼等症。

组成：牡蛎一钱，黄芩五分，龙角一钱，蝉蜕一钱，牛黄八分，川大黄七分，赤金十张，天竺黄一钱，琥珀一钱，朱砂一钱。

用法：共为细面，蜜为引，每服二分，空心服。

【审查意见】实热者可用。

（二）惊风

1. 惊风第一方（米荣惠）

主治：专治小儿惊风痰疾。

组成：连翘八分，金银花二钱，钩藤一钱，蝉蜕七分（去头足），赤芍六分，防风八分，荆芥一钱，薄荷八分，大黄五分，甘草四分。

用法：灯心引水一盅，煎三分之一，频频灌服。

【审查意见】清热镇痉，急惊风用之有效。

2. 惊风第二方

主治：心孔昏塞，多忘多误，惊悸恐惑等。

治法：用牛、马、猪、鸡、羊、狗心，干之为米，黄酒送下，日服二次。

【审查意见】存待试。

3. 惊风第三方

主治：小儿急惊，胀满，气喘，胸高，肋缩，痰声咳嗽等。

组成：黑白二丑（均半生半炒），大黄（煨），槟榔（生）。

用法：各取末一钱，每用五分，蜜汤调下，痰盛加轻粉一分。

【审查意见】镇逆、定喘、祛痰、开利胸膈，体质健壮者可用，衰弱者慎用。

4. 惊风第四方

主治：小儿急慢惊风。

组成：生鸡蛋一个（去壳），生栀子七个（去壳），飞面四钱，胡椒七粒，葱白头七个。

用法：共捣烂，将一半贴前心窝内，用布缚好，七八日后揭去。再将一半照前法贴之，共十四五日即效，忌食生冷、油腻等物。

【审查意见】小儿惊风，多系内热为外风所搏，以致痰迷。此方用鸡子清风解热，栀子泻三焦相火，胡椒、葱白辛散风寒，再兼服祛痰之剂，见效更快。

（三）虫症

1. 虫症第一方（霍泰生）

主治：小儿虫胀作疳积，治而不愈，有瘀留于络者。

组成：归尾、桃仁、延胡、山甲、蜣螂、灵脂、山楂各等分。

用法：为丸如小豆大，每日空心服一钱，十日痊愈。

【审查意见】有消积、行瘀、杀虫之功。

2. 虫症第二方：金蝉八宝丹（李文杰）

主治：小儿诸疳虫积，肚大青筋，面黄肌瘦，爱吃茶泥土炭，腹痛等症。

组成：诃子一钱，谷虫二钱，胡连二钱，乌梅五个，君子仁五钱，芜荑一钱，木香一钱，芦荟二钱，芡实二钱，莲肉二钱，蛤蟆三个，黑矾二钱（煅）。

用法：蛤蟆以砂仁塞满肚内，尿泥封固，烧存性，与前药拌匀为面，水糊为丸，如米大，每服五分。

【审查意见】有消积、杀虫之效。

3. 虫症第三方

主治：大肠虫出不断，断则复生，行坐不得。

组成：鹤虱。

用法：鹤虱为末，每服五钱，开水调服自愈。

【审查意见】有杀虫之效。但用量过大，宜减为每次钱半，一日一服。

（四）疳症

1. 疳症第一方（李士英）

主治：小儿疳痢，时作时止。

组成：芦荟五钱，蟾壳三钱（微炒），丁香五钱，熊胆三钱（研），雄黄五钱，没食子五钱，胡黄连五钱，蟾酥钱半，青黛五钱，麝香五钱。

用法：研细末，蜜丸如米粒大，每服三五分，清粥送下，日二三次。

【审查意见】消积，杀虫有效。

2. 疳症第二方（张儒珍）

主治：小儿疳热症。

组成：青黛一钱，天竺黄五钱，胡黄连五钱，朱砂二钱（水飞），麝香一钱，肉豆蔻二个，牛黄五分，干蟾一枚。

用法：干蟾用端午日者，酒浸洗去肠肝，涂酥炙黄。上药各研细末，再全研匀，绿豆粉煮糊为丸，如芥子大，每服三丸，空心，温汤送下。

【审查意见】有清神、退热、消疳之效。

（五）食积

1. 食积第一方（秦文濬）

主治：治小儿食积，腹如蜘蛛状，肚痛。

组成：阿魏半两（浸一宿研如泥），连翘半两，黄连半两（炒），花碱三钱（研如粉），山楂肉一两，半夏一两（皂角浸一宿）。

用法：上为末，炒神面糊丸，如萝卜子大，每服二十丸，空心，米饮下。

【审查意见】此方有消导之效，治小儿食积。有用白面蒸熟炒黑黄，与炒神曲面拌匀，少配赤糖，每早空心，用盐开水送下少许，每收奇效。

2. 食积第二方（李士英）

主治：小儿积滞腹痛。

组成：巴霜二钱，使君肉五钱，胆星三钱，六神曲一两。

用法：研末，曲糊丸，如绿豆大，朱砂为衣，每服二三丸，白汤或乳汁下。

【审查意见】此方杀虫消食，通利大便，实证可用。小儿积滞，有因虫聚，有因食积；虫聚拒按，食积善揉。如系食积，再加麦芽、炒山楂、砂仁之类，以健胃燥脾。

（六）小儿杂症

1. 小儿杂症第一方（郭洪义）

主治：小儿腊梨痒。

组成：陈火腿骨烧灰五钱，明矾一钱。

用法：共研末，麻油调敷即愈。

【审查意见】渗湿敛疮有效。

2. 小儿杂症第二方（杜蓂）

主治：小儿吐舌症。

组成：雄鸡血一小杯。

用法：趁热以舌浸之，即刻缩入。

【审查意见】小儿吐舌，多系风寒，鸡血本属热性，又趁热浸之，定能收缩，但不是根治法，须服搜风药。

3. 小儿杂症第三方（柳子和）

主治：小儿胎毒，头疮流黄水者。

组成：马前子五两，好香油十两（慢火熬枯去渣），入轻粉末二两，枯矾末二两。

用法：和匀放冷，搽患部，用布包之。

【审查意见】有杀菌消炎、去腐消肿、收敛之效。

4. 小儿杂症第四方（张沛南）

主治：蜡痢头方。

治法：以烟袋中之烟油，搽蜡痢极效。制法如下，以烟油置小铁管内，加水十分之一，于炉上沸之成膏。若无烟油，可以皮丝烟代之，制法亦同。

【审查意见】有解毒杀菌之力。

5. 小儿杂症第五方

主治：小儿目闭，或出血，或肿涩。

组成：猪胆汁，甘草。

用法：猪胆汁涂甘草炙之，研末，乳调服之。

【审查意见】有清热解毒之效。

6. 小儿杂症第六方

主治：小儿初生，周身赤肉无皮。

用法：将儿放于泥地上，卧一宿即长。或以白米粉干扑之，候生皮乃止。

【审查意见】初生无皮，古说怀孕时久居高楼，不与地气接触，故儿无皮，此乃荒诞不经之谈。据近世学者之研究所得，由于梅毒者较多，用白米粉干扑较善，但须检查其父母是否染有梅毒，而定小儿之治疗目标。徐灵胎以此方治张雨村小儿，两日奏效。

7. 小儿杂症第七方

主治：小儿背上起白泡，累如缀珠，一二日即破，脓血外流，痒甚，一处方好，一处又起。

组成：如意草。

用法：捣烂敷之，长巾缚定，一夜即愈。

【审查意见】如意草即牛蒡子，有消炎、镇痛、解毒之效。

8. 小儿杂症第八方（李银亮）

主治：初生儿，噤口不开。

组成：牛黄五厘，竹沥少许。

用法：和匀灌服即开。

【审查意见】儿初生时，因含有恶污等物，致各窍不通。牛黄、竹沥均能利痰通窍。解毒泻热有效。

9. 小儿杂症第九方（谢长余）

主治：小儿头痒生疮。

组成：楸树嫩叶。

用法：捣汁，频频涂之。

【审查意见】行血，祛风，止痛，止痒可用。

（七）癖积

1. 癖积第一方（白靖斋）

主治：小儿痰涎壅盛，胸膈不利，头痛身热，面黄癖块，胁肋硬满等症。

组成：芦荟三钱，君子仁三钱，川朴根二钱，胡黄连二钱，山楂三钱，香附三钱，白丑二钱，胆星钱半，阿魏二钱，广木香二钱，槟榔三钱，青黛二钱，神曲三钱，三棱二钱，莪术钱半，茯苓三钱，人参二钱，白术五钱，滑石二钱，枳壳二钱，草果仁三钱，青皮钱半，山药三钱，鸡内金钱半，麻黄一钱，五谷虫三钱。

用法：共为细面，水泛为丸，如绿豆大，每服二钱，空心，淡姜汤送下。

【审查意见】可资应用。功能刺激胃肠黏膜蠕动，促进消化机能，并能降痰行气，对症用之，颇收相当效果。

（八）遗尿

1. 遗尿第一方（牛有章）

主治：小儿遗尿。

组成：桑螵蛸、白薇花、益智仁、白芍各等分为末。

用法：每服三钱，米饮下。

【审查意见】有固涩收敛之效。

（九）不食乳

1. 不食乳第一方（房西亭）

主治：小儿撮口，不能食乳者。

组成：乌蛇（酒浸去皮骨，炙取）五钱，麝香一分。

用法：研末，每用五厘，以荆芥煎汤灌之。

【审查意见】有开窍镇痉之效。小儿口紧，不能食乳，原系风热相搏，用酒浸乌蛇再加麝香，恐更加重，不如改用薄荷、钩藤并为引，送下麝香少许为安。

（十）脐疮

1. 脐疮第一方（姚乃德）

主治：小儿脐湿，浸淫成疮。

组成：大附子一枚，甘遂钱半研，蛇床子一钱（研节），麝香五厘，南丹钱半（研）。

用法：先将附子切一盖，挖空。将遂、蛇、丹三末装入盖好，用火酒半斤，入罐内，将附子并挖下屑俱放在内，细火同煮，罐口封固，盖上，放糯米七粒。米熟，取出烘干，研细末，入麝香再研匀。每用一匙填脐内，外膏药贴之。

【审查意见】燥湿制泌有效。小儿脐湿，原有属种，有因内藏热毒而致分泌旺盛者，有因外感寒淫者，本方治寒湿证相宜。

2. 脐疮第二方

主治：脐疮。

组成：龙骨、枯矾各等分。

用法：共为细末，掺之即止。

【审查意见】有燥湿收敛之效。

（十一）痞证

1. 痞证第一方（温松照）

主治：小儿痞证。

组成：皮硝、黄酒酵、飞罗面各四两，山栀子七个，核桃仁七个，红枣七个，葱白二根。

用法：共捣一处，涂患部，以布包之。

【审查意见】能助消化，活血脉，化积滞。

十四、外科

（一）肿疡

1. 肿疡第一方：拔毒膏（温月亭）

主治：无名肿毒。

组成：巴豆二十个（去皮），木鳖子十二个（去皮），白芷一钱，葱白十二节，血余一团，黄丹二两，香油四两。

用法：先将香油煎滚，入巴豆、木鳖子、白芷三味。俟发黑色，再入葱白、血余，熬少许去净渣，再熬至滴水成珠；去火入黄丹，随入随搅，搅要快下，要慢，以收捻之，不粘手则可矣。视患部大小，摊纸上贴之。

【审查意见】消肿止痛有效。

2. 肿疡第二方：铁箍散（王舜忱）

主治：专治一切肿毒，疼痛难忍。

组成：南星、草乌、白及、白薇、白蔹、黄柏、天花粉、吴茱萸、白芷各一两，芙蓉叶二两。

用法：上研极细末，用鸡清调涂患处。

【审查意见】消炎解毒，初起可用。

3. 肿疡第三方：黄连膏（刘铭）

主治：一切血热疖毒，未破者即消，已破者即愈。

组成：雅黄连三钱，当归尾五钱，生地二两，黄柏三钱，姜黄三钱，官白芷三钱，香油一斤二两。

用法：将药煅枯，捞去渣；下黄蜡四两，溶化尽用，夏布将油滤净，倾入磁盆内，以柳枝不时搅之，俟凝为度。

【审查意见】散肿清热有效。

4. 肿疡第四方：疏散风邪饮（霍子实）

主治：颐肿坚硬，寒热交作，牙关开合不利之骨槽风。

组成：荆芥穗二钱，口防风钱半，苏薄荷一钱，炒牛蒡三钱，生草节一钱，苦桔梗二钱，大贝母三钱，炙僵蚕三钱，晚蚕沙三钱（包），山慈菇一钱，万灵丹一粒。

用法：同煎，水煎，温服。

【审查意见】治因风寒而发者，有祛风、散寒、消肿之力。

5. 肿疡第五方（李子才）

主治：因受热毒而发红肿之肿疡。

组成：白水一盅，陈醋三盅，口胶二钱。

用法：上药以火熬之。待水分去，再加生石膏二钱，黄丹二钱，渗匀成膏，贴患处，无不立效。

【审查意见】有深入组织，消炎、拔毒、散肿之效。

6. 肿疡第六方：消炎膏（秦文濬）

主治：一切炎症，红肿高大，未化脓者。

组成：鲜蒲公英二两，鲜生地半两，鲜瓦松两半，鲜马齿苋一两，鲜忍冬藤一两。

用法：共捣如泥，贴患处。若无鲜者，可将诸药熬膏用之。

【审查意见】能达内皮，入组织，散肿清热有效。

7. 肿疡第七方（李士英）

主治：暑月热疖，或痈肿痄腮。

组成：新挖井底泥一团。

用法：用多年陈醋和之，以鸡翎涂之。每日二次，轻则三四次，重则五六次，即可消散。

【审查意见】有清热退肿之功。

8. 肿疡第八方：银花甘草汤（严级苣）

主治：肿毒初起。

组成：金银花两半，甘草钱半。

用法：水煎服。如毒在下焦者，加牛膝一钱，或用生银花藤捣贴患处亦效。

【审查意见】能消炎解毒。经验通行方，可用。

9. 肿疡第九方（贾锡祜）

主治：肿毒恶疾，赤肿腐烂。

组成：干漆三钱（煅令烟尽），白毛鹅一双（烧存性，研细），番木鳖五钱，苦参一两，皂刺一两，制乳香五钱。

用法：为散，分一服；或作蜜丸百个，亦可每日清晨，温开水送下一丸。

【审查意见】和血行气，初期可用。

10. 肿疡第十方：葛根加芎黄汤（邓亮）

主治：风热壅盛之头疮及眼赤耳痛。

组成：葛根一钱，麻黄一钱，桂枝钱半，芍药钱半，甘草一钱，川芎一钱，大黄钱半，生姜三片，大枣三枚（破）。

用法：九味，先煮麻黄，去上沫另置之；次煮六味，四五沸，乃将已煮之麻黄带渣，及葛根桂枝加入，共煮三四沸，去滓。日二次，食前温服。

【审查意见】能生津液，解肌热，消臃肿，治耳病。再加金银花、白菊花、龙胆草之类。

11. 肿疡第十一方（王俊）

主治：肿疡阳疮，根脚散漫。

组成：五倍子一两（炒），生大黄四钱，芙蓉叶六钱，寒食面五钱，陈醋一盅。

用法：入杓内熬滚，上药研末投入，调匀，敷患上。留顶纸盖，干则以醋洒之。

【审查意见】消炎止痛，收敛有效。

12. 肿疡第十二方：二黄散（王四心）

主治：一切肿毒初起。

组成：黄柏、大黄各等分。

用法：共研末，调蜜涂之。

【审查意见】有润肌、清热消肿之效。

13. 肿疡第十三方：青叶膏（严级苣）

主治：吸诸毒疮、脓水。

组成：香油三两，烟草汁、蓖麻叶汁各三两，蓝叶二十片，蜜蜡一两六钱。

用法：共入瓦锅内煎水，气尽下蜡熔化。不时搽敷伤处，自然收敛。烟草汁即多年旱烟袋杆内之烟油。

【审查意见】分泌物多者，有燥湿清毒之力。惟芋草汁腐蚀作用太强，且不卫生，宜少用之。

14. 肿疡第十四方（苏云山）

主治：痄腮肿痛。

组成：新鲜如意草一两。

用法：捣烂拧汁，加白蜜五钱。和匀服之，药渣敷肿伤，二三日即消。

【审查意见】解毒消炎，散结防腐，可用。

15. 肿疡第十五方（霍泰生）

组成：麝香二钱，轻粉三钱，丁香一钱，牙皂二钱，樟冰四钱，腰黄三钱，良姜二钱，肉桂一钱，川乌三钱，甲片三钱，白胡椒一钱，乳香二钱（去油），没药二钱（去油），阿魏三钱（瓦炒，去油）。

用法：上药研极细末，再称准，共研极匀，瓷瓶收贮，勿令泄气。肿毒初起，掺膏上贴之。功专消散，已破者勿用。

【审查意见】有解毒消肿、活血止痛之功。凡治痈肿等疮，均须内外兼顾，若只外敷，恐不济事，反招延误。

16. 肿疡第十六方（ 霍泰生）

主治：痈肿初起，不甚疼痛及未破者。

组成：麝香二钱，冰片二钱，白及四钱，姜黄四钱，南星四钱，甲片四钱，樟冰四钱，轻粉三钱，胆矾三钱，铜绿四钱，漂青黛二钱。

用法：上药各研极细末，再称准，共研极匀，瓷瓶收贮，勿令泄气。阳毒初起，掺膏上贴之。功专于散，破者勿用。

【审查意见】可资应用，须兼服仙方活命饮。

17. 肿疡第十七方（刘铭）

主治：热疖。

组成：菊花，青黛。

用法：以野菊花捣汁，调青黛末，涂四五次即愈。

【审查意见】有清热、散肿、败毒之效。

18. 肿疡第十八方（戴河清）

主治：痈疽疖，红肿炙痛无脓者。

组成：大黄二两，藤黄一两，明矾、蟾酥各五钱，麝香、乳香、没药各二钱，蜗牛五个。

用法：共捣烂作锭，醋磨。新笔蘸药圈毒外，愈圈愈小，以毒尽消而止。

【审查意见】行气血，消炎肿，可用。

19. 肿疡第十九方（白耀亭）

主治：一切痈疽未化脓，稍觉疼痛。

组成：胆矾、雄黄、硼砂、藤黄、铜绿、皮硝、草乌各一钱，麝香二分。

用法：共为细末，和蟾酥为条，如笔管大，金箔为衣。用时以醋磨浓汁，新笔蘸药，涂四围，数次即愈。

【审查意见】初起有效。

20. 肿疡第二十方（谢长余）

主治：痈肿疔毒初起及蛇伤、犬咬。

组成：制乳香一钱，雄黄三钱，血竭二钱，制没药一钱，明矾一钱，朱砂三钱，麝香六分，蟾酥一钱，蛤蜊肉二钱，蜈蚣一钱，山甲片三钱，僵蚕三钱，川乌一钱，牙皂一钱。

用法：共为末，以磁罐贮之。大人每服一分五厘，小儿每服七厘，好酒送下。

【审查意见】消炎，和血，镇痛，并须兼用外治之法，奏效较确。

21. 肿疡第二十一方：苍耳膏（卢育和）

主治：一切无名肿毒。

用法：苍耳草捣汁，入猪胆汁熬成膏，涂患处。

【审查意见】功能祛风湿，杀菌类，因风湿而起者可用。

22. 肿疡第二十二方（沈仲圭）

主治：小儿夏令疮疖。

组成：芙蓉花适宜。

用法：每年芙蓉花开时，取花浸盐卤中，至明夏捣敷。

【审查意见】有清热消肿之效。

23. 肿疡第二十三方

主治：无名肿毒。

组成：藤黄五钱，黄柏一两，青黛一两。

用法：共为细末，用醋调搽患处，立效。

【审查意见】有清热收敛之效。

24. 肿疡第二十四方

主治：无论周身何处所发之一切肿疡。

组成：银花二两，当归一两，粉甘草一两，蒲公英一两，黄芩二钱。

用法：水煎，冲入乳香末一钱饮之。

【审查意见】有清热解毒之效。

25. 肿疡第二十五方

主治：一切疮疡，发热潮热，或耳内耳下生疮。

组成：柴胡、黄芩各二钱，人参、半夏、龙胆草、栀子、当归、白芍各五分，生草一钱。

用法：水煎，温服。

【审查意见】一切疮疡之属虚者为宜。

26. 肿疡第二十六方

主治：一切无名肿毒及疔毒、恶疮初发起时。

组成：金银花四两，当归一两，元参一两，蒲公英一两。

用法：用水五中碗，煎至一中碗。一次饮完，三剂即愈。

【审查意见】有清血、解毒、消炎之效。宜去元参，加陈皮钱半，赤苓三钱。

27. 肿疡第二十七方

主治：生于肛门、前肾、囊后。初发如松子大，渐如莲子大，十余日赤肿如桃李。成脓即破，破则难愈，久则变为弱症。

组成：大粉甘草四两。

用法：截寸段许，以急流水一大碗，文武火慢慢蘸水炙之，水尽为度，劈开中心有水润为止。如无，再蘸水炙之。炙透槌碎，每服一两，用无灰酒二碗，煎至一碗，温服；次日再服，服完消尽。如消未尽，再服一料，无不愈者。

【审查意见】有泻火解毒之效。但不宜多服，多服能使人胀满，宜配伍其他消肿之药，方为合宜。

28. 肿疡第二十八方

主治：脚大拇指忽然赤肿，焮痛异常。脾经积热，流毒下注也。

组成：大黄，朴硝，石膏，薏仁。

【审查意见】有泻热之功，其用量宜大黄三钱，朴硝二钱，石膏二钱，薏仁钱半。

29. 肿疡第二十九方

主治：无名肿毒未溃者。

组成：连翘（蒂净去心），山柰、白芷各六钱，生乳香、生没药各三钱（形如琥珀），潮脑六钱，干松、薄荷叶各钱半。

用法：以上共为细末。香油八两，官粉四两，先将香油熬得先放黑烟，后是白烟；然后将官粉用新槐柳枝二根，在油内搅，频搅频下；滴水成珠，不老不嫩，即将油取起离开火；再将药末搅匀，倒入磁罐内，坐在冷水盆内一日夜，取出便用，贴时不见火。

【审查意见】消肿止痛，有效。

30. 肿疡第三十方

主治：无名肿毒。

组成：透骨草八钱，追地风、茅术、防风、羌活、麻黄、甘草各五钱。

用法：水煎，温洗。

【审查意见】外科普通用方。

31. 肿疡第三十一方

主治：无名肿毒，不开口者。

组成：五倍子二两，蜂蜜一钱（炒黑黄色）。

用法：为细末，醋调涂患处。

【审查意见】内壅血热之肿疡敷之，能消肿止痛。

32. 肿疡第三十二方

主治：无名肿毒。

组成：蒲公英、益母草、透骨草等分。

用法：用新砂锅煎水，洗患部。

【审查意见】蒲公英，为治肿疡之要药，能除热解毒。兼用内服，收功较捷。

33. 肿疡第三十三方

主治：无名肿毒及刀伤、打伤。

组成：龙骨四钱，血竭四钱，乳香四钱，没药四钱，麝香一分，冰片一分。

用法：共研细末。白蜡三钱，香油二两，熬膏，贴患部。

【审查意见】止血行血，如遇刀伤尤易见效。

34. 肿疡第三十四方（邢善斋）

主治：无名肿毒。

组成：楸树叶子（不拘数，用新鲜）。

用法：盐水浸软，取出与指甲草茎一同捣烂，敷患部。

【审查意见】楸树叶、指甲草有拔毒散肿之效。

（二）痈疽

1. 痈疽第一方：白蔹散（赵秀松）

主治：发背初起。

组成：白蔹末。

用法：水调，涂之即效。又治诸疮不敛口。白蔹、赤蔹、黄药各三钱，炒研轻粉一钱，用葱白、浆水洗净疮口敷之。

【审查意见】消炎止痛有效，惟力量不大，初起可用。

2. 痈疽第二方（苏云山）

主治：一切痈疽发背，无名肿毒。

组成：五倍子、白芷各四两，川乌、草乌、南星、黄柏、半夏、甘草、狼毒各二两，陈小粉一斤，姜黄一两，草河车二两。

用法：研末和匀，细绢罗筛，瓷瓶收贮，勿令泄气。未溃用姜汁、蜜糖调敷；将溃及已溃，用陈醋、蜜糖调敷；皮破碎者，用红茶、蜜糖调敷。

【审查意见】有防腐、消炎肿、止痛之效。

3. 痈疽第三方（许祐之）

主治：痈疽恶疮极痒。

组成：硫黄一两。

用法：入铜器内，在灯火上熔化（切忌灶火及火炉上），加顶上银朱五钱，搅匀，离火，倒油纸上，候冷研细。加细香灰（不细敷之作痛）。好醋调敷，其痒立止。如破烂者，白蜜调敷。

【审查意见】硫黄杀菌止痒有力，可资备用。

4. 痈疽第四方：三黄丸加料（王好问）

主治：专治悬痈，红痈，杨梅结毒，火毒等症。

组成：熟大黄三钱，乳香一两（去油），没药一两（去油），雄精五钱，麝香钱半，犀黄钱半。

用法：上药先将热大黄酒浸透，隔汤蒸软捣烂；再将余五味研极细，和入；再捣千杵，为丸，如梧桐子大。用温酒或开水服之。

【审查意见】清热消肿有效，引用温酒不妥，可用开水。

5. 痈疽第五方：化毒必应丹（张希骞）

主治：阳证痈疽，生于头面、胸腹、项下、手足者。

组成：金银花二两，连翘五钱，蒲公英一两，生甘草一两，当归一两，赤芍三钱，天花粉三钱。

用法：水煎，食后温服。

【审查意见】清热解毒，尚可应用。

6. 痈疽第六方（王培卿）

主治：发背初起。

用法：用陈海蜇皮，浸于米泔水内；少顷取出，照疮口之大小，剪成圆块；用银针触成多孔，贴于疮口之上；一俟干燥，调换一块，再贴于原处。

【审查意见】须与真人活命饮消散方法合用，见效方捷。

7. 痈疽第七方（张沛南）

主治：对口疮。

用法：人指甲剪下，在锅中炒之。火势不宜过猛，炒至如发成之鱼肚然，起出研为末。日敷一次便见效，连敷三日，疮即全消。

【审查意见】宜参用真人活命饮内服方有效。

8. 痈疽第八方：白花膏（石玉）

主治：恶疮痒极见骨。

组成：香油一斤，青槐枝一百枝，黄蜡、铅粉各一两五钱（研末），制乳没（研末）、儿茶各三钱（研末），樟脑一两（研末），麝香一钱（研末），白花蛇五钱（研末）。

用法：将槐枝陆续入油内，熬极枯黑，去槐枝沥尽渣；加黄蜡、铅粉，离火微温；再下乳没、白花蛇、儿茶、樟脑、麝香等药末搅匀成膏，浸水中三日，拔去火气。涂患处，九天即愈。

【审查意见】防腐，止痒，渗湿有效。

9. 痈疽第九方（李士敏）

主治：搭背、搭腰、搭手、搭足等症。

组成：小枣、杏仁、葱尖、大麻子各七个。

用法：上药文火烧透，加轻粉少许，同捣如泥，和蜜糖用槐条搅匀，摊在生白布上。贴患处，连换数次自愈。

【审查意见】存待试。

10. 痈疽第十方（廖端诚）

主治：对口疮，不论已成初起。

组成：生鸡内金多枚。

用法：切忌见水，将此药敷于疮上。如贴膏药，不须另用他药，俟干更换。如此敷治，初起即能内消，已成能清火去毒，奏功神速。

【审查意见】有止腐消炎之效。

11. 痈疽第十一方（李士英）

主治：骑马痈。

组成：川连、川军、白蔹、马牙硝、黄柏各一两，瓦松一两，麒麟竭、青盐各五钱，赤小豆四两，杏仁三钱。

用法：研末，蜜水调涂，干即易之。

【审查意见】初起用之，有消肿退热之效。

12. 痈疽第十二方（郑世富）

主治：痈疽疮痒，初肿将溃之时。

组成：葱头七个，当归、独活、白芷、甘草各三钱。

用法：上五味，以水三大碗煎至汤醇，滤去渣。以绢帛蘸汤热洗，如稍凉再易之，至疮内热痒为度，洗时切忌风寒。

【审查意见】有消肿活血之功。

13. 痈疽第十三方：托里消毒散（郑世富）

主治：痈疽已成内溃，此药托之，助其腐化也。

组成：皂角刺五分，银花一钱，甘草五分，桔梗五分，白芷五分，川芎一钱，生黄芪一钱，当归一钱，白芍一钱，白术一钱，党参一钱，茯苓一钱。

用法：水煎，食远服。

【审查意见】远行方，可用。

14. 痈疽第十四方：加味银花甘草汤（张沛南）

主治：肠毒焮赤，肿积痛异常，一切疮痈。

组成：金银花三两，生甘草一两，皂角刺五钱。

用法：水煎，积过滤用之，一二剂即愈。

【审查意见】清热解毒，疏通凝滞，未破溃者可用。

15. 痈疽第十五方（卢育和）

主治：疔毒发肿，一切痈症，定痛消肿。

组成：鲜紫花地丁二两。

用法：捣烂敷，待干再换之。

【审查意见】通行单方，轻症有效。

16. 痈疽第十六方（赵庆山）

主治：一切痈肿。

组成：大黄、芙蓉叶、五倍子各一钱，麝香、冰片各五分，藤黄三钱，生矾三钱。

用法：共为细末，米醋调糊，以鹅翎扫涂肿处周围。

【审查意见】有消炎止痛之效。

17. 痈疽第十七方（霍泰生）

主治：疮疽溃烂有脓者。

组成：松香二两，连须葱四两，明雄二钱，飞东丹五钱，炒黄柏二钱，洋青黛二钱，无名异二钱（水飞研极细），大梅片五分，人中白二钱（煅），上官粉钱半（炒），净轻粉五分（炒），制铜绿五分，枯白矾一钱，孩儿茶二钱，绿豆粉五钱。

用法：先将松香入铜锅内清水煮烊，俟其熔化，速倾冷水盆中；趁热扯拔，如作米醋式，复入清水，再煮再拔，如是五七次；将连须葱捣取自然汁和松香煮干，仍倾冷水盆中，做成饼式；每料另称二两，配下各药，共研细末，先将烂疮洗净搽之，如太湿烂干扑之。

【审查意见】有渗湿、防腐、生肌之效。

18. 痈疽第十八方（周小农）

主治：外疡白肿之疽，属阴寒。

组成：大黄四钱，陈小粉一两六钱，山慈菇二钱，白及二钱，陈皮二钱，南星二钱，花粉四钱，白芷三钱，厚朴四钱，甘草一钱，血竭二钱，芙蓉叶四钱，五倍子八钱。

用法：研细如霜，以醋调敷。

【审查意见】肿疡多时未愈，且属阴寒者可用。

19. 痈疽第十九方：蛴螬散（李守孝）

主治：痈疽痔漏。

组成：蛴螬一个。

用法：研细敷之。

【审查意见】验否待试。

20. 痈疽第二十方：一笔消（邓亮）

主治：疡肿疮初起者。

组成：大黄一两，藤黄五钱，明矾五钱，蟾酥五钱，乳香二钱，没药二钱，麝香一钱，铜绿五钱，雄黄五钱。

用法：共研为细末，用蜗牛捣乱，和作锭。用时以醋磨，新笔蘸圈涂疡外，笔消而止。

【审查意见】清热，镇痛，消毒，初起可用。

21. 痈疽第二十一方

主治：痈头肿毒，发背，脓毒跨马，鱼口等症。

组成：鸡子一枚，芒硝二钱。

用法：倾入碗内搅匀，入芒硝打和，隔汤炖热，用好酒送食。初起三日内，一服即消；如毒势旺甚者，接连三服，无不尽消。

【审查意见】初起轻症有效。

22. 痈疽第二十二方（孙逸圣）

主治：痈疽溃烂，内生虫蛆，累累千百，无法治者。

组成：海参片四两（焙干）。

用法：研末敷之，蛆皆化水，然后以生肌膏贴之。

【审查意见】因海参能杀疮虫，故使蛆死，并不是能化水，有脓汁者可用。

23. 痈疽第二十三方

主治：一切阴阳痈疽，肿疡，疔毒，恶疮，发背等。

组成：苦参、黄柏各一斤，烟胶一升，木鳖、蛇床子、花椒、明矾、枯矾、硫黄、枫子肉、樟冰、水银、轻粉各三两，白砒五钱，熟猪油二斤四两。

用法：共为细末。先将猪油化开，然后入药搅匀，作丸如小核桃大，瓷瓶贮，用时涂于患部。

【审查意见】痈疽肿疡未溃者涂之，有消炎解毒之力；已溃而未达深部者用之，能杀菌、收口；唯有刺激性，恐增剧烈之疼痛。

24. 痈疽第二十四方

主治：一切恶疮。

组成：雄黄钱半，杏仁三十粒，轻粉一钱，雄猪胆一个。

用法：共为细面，调搽即愈。

【审查意见】猪胆有清凉解热之效，肿疡初起可用。

（三）溃疡

1. 溃疡第一方：生肌散（程振兴）

主治：专治痈疽溃烂，久不收口，并刀斧伤。

组成：白胶香三钱（即枫柑脂），象皮四钱（炙），龙骨四钱，没药三钱，乳香三钱，血竭三钱，广丹三钱，甘石三钱，上冰片一钱。

用法：共为细末。溃烂不收口者，搽患处盖布；如系刀斧伤者干搽。

【审查意见】有生肌收口之效，已溃者可用。

2. 溃疡第二方：珍珠散（霍泰生）

主治：诸毒脓腐已尽。

组成：珍珠一钱（人乳浸三日，夏天须每日换乳。研极细），血竭五分，儿茶五分，石膏一钱，煨炉甘石一钱（黄连五分，煎汁煅淬，研极细，水飞），赤石脂一钱（煅），陈年丝吐头五分（煅存性），冰片一分二厘。

用法：上药各研极细末，再称准，共研极匀，瓷瓶收贮，勿令泄气。诸毒脓腐已尽，用此糁之，即能生肌长肉。

【审查意见】生肌收口有效。

3. 溃疡第三方（刘铭）

主治：提脓生肌。

组成：白龙骨三钱（火煅），石膏三钱，冰片三分，儿茶二钱，乳香三钱，麝香三分，朱砂三钱，白芷三钱，滑石二钱。

用法：共为细末，装好，勿走气。如无脓不用此散，可用玉珍散。

【审查意见】消炎杀菌有效。

4. 溃疡第四方（黄廷秀）

主治：诸疮疼痛，久不收口。

组成：没药三钱，密陀僧钱半，乳香三钱，煅石膏三钱，腻粉钱半，干胭脂二钱，龙脑五分，黄丹钱半。

用法：共为细末，撒患处。

【审查意见】有去腐生肌、收敛疮口之效。

5. 溃疡第五方：八宝丹（卢育和）

主治：一切疮疾，多日未愈者。

组成：煅龙骨、扫盆、血竭各一钱，熟石膏两半，制甘石二钱，赤石脂二钱，珍珠粉五分，大梅片三分。

用法：共研细末，搽患部。

【审查意见】各种溃疡用之有效。

6. 溃疡第六方（李士敏）

主治：一切已溃、未溃各疮。

组成：五倍子一两，生白矾二钱。

用法：共为细末，用井水调敷，敷数天即效。

【审查意见】有消炎收敛之效。

7. 溃疡第七方（田藏）

主治：对口已溃出脓者。

组成：取韭菜地活蚯蚓。

用法：捣如泥，凉水调敷，日三次。

【审查意见】消炎防腐有效。

8. 溃疡第八方：六合散（卢育和）

主治：外症拔毒生肌。

组成：黄丹五钱，血竭一钱，熟石膏二钱半。

用法：共研细末，搽之。

【审查意见】生肌收口有效。

9. 溃疡第九方（严级苣）

主治：湿烂诸疮，肉不平敛，不收口者。

组成：滑石五钱，赤石脂二钱半，甘草钱半。

用法：共研细末，干搽患处，或用香油调搽；痒者加枯矾一钱，即效。

【审查意见】有渗湿制泌之效。

10. 溃疡第十方：大蛤蟆膏（李守孝）

主治：附骨坏疮久不瘥，或骨从疮孔中方。

组成：大蛤蟆一个，乱发一鸡子大，猪油四两。

用法：煎前药，去渣。待凝如膏，先以桑根皮、乌头煎汤洗之。拭干，煅龙骨末糁四回，以前膏贴之。

【审查意见】可用。

11. 溃疡第十一方（张士才）

主治：碎骨在皮内作脓，变为溃疡。

组成：田螺。

用法：打碎，酒糟和匀敷，中留一孔，其骨自出。

【审查意见】存待试。

12. 溃疡第十二方

主治：疮毒日久，不能收口者。

组成：整石灰一斤。

用法：放盆内，以清水八斤烧滚，倾入盆内；待石灰化开，用棍搅匀；俟水澄清，将水倾出，弃石灰不用；其水再用细布滤之，收贮瓶内听用。疮口日久不能收口，或不生肌者，量毒之大小，剪新布一块，浸入水内一刻取出，即贴患处；俟一二时辰，再换一块，如此两三次，可痊愈。

【审查意见】石灰有防腐生肌之功，用于陈久之溃疡甚善。

13. 溃疡第十三方

组成：芦荟一两（炙），甘草五钱。

用法：共研细末，先以豆腐泔水洗净，将药末敷上，候干即愈。

【审查意见】有清热之功，用于轻症而新患者有效。豆腐泔水宜改为硼砂为善。

14. 溃疡第十四方

主治：湿疮溃烂，去腐生肌。

组成：木香、轻粉、漳丹、枯矾等分。

用法：共研细末，用绢罗罗过，搽患处，数次即愈。

【审查意见】渗湿收口有效。

15. 溃疡第十五方

主治：疮口多时不合或有脓汁。

组成：山甲一钱（炮），麝香一分，大枣四个（煮熟去皮），大麻子（去皮油）一钱。

用法：共研细末，捣如泥，作条用。

【审查意见】去腐生肌可用。

16. 溃疡第十六方

主治：溃疮腐烂，多时不愈。

组成：乳香五钱（去油），白及三钱（为细末），麝香三分，小枣肉十五个，大麻子一百五十个（去油）。

用法：共为细末，捣如泥，作捻上之。

【审查意见】可以应用。

17. 溃疡第十七方

主治：一切刀伤，恶疮，溃脓不止，多时不收口者。

组成：赤芍四钱，白芍四钱，当归四钱，天麻四钱，乳香三钱，没药三钱，蟾酥三钱，象皮二两，槐条四五寸，漳丹二两，香油半斤。

用法：先熬，再入乳香、没药、蟾酥，后入诸药；候枯去渣，入丹，滴水成珠为度，以槐条搅之。用时贴患处。

【审查意见】有去腐生肌之效，可用。

18. 溃疡第十八方

组成：五倍子、黄柏各等分。

用法：为末敷之。

【审查意见】有收敛清热之效。

（四）瘰疬

1. 瘰疬第一方（成信德）

主治：瘰疬。

组成：雄猪胆数十个。

用法：在铜锅内煎熬，摊在油纸上，剪成膏药样，贴在患处。如有脓，旋贴旋换，遂得治愈。

【审查意见】有消炎杀菌之力。

2. 瘰疬第二方（李国英）

主治：瘰疬红肿痛。

组成：半夏二钱，海藻五钱，昆布五钱，川贝三钱，紫背天葵五钱，蒲公英五钱，白芷三钱，当归五钱，王不留行三钱，广木香二钱，浮萍三钱，瞿麦穗三钱，白芥子三钱。

用法：各研细末，水泛为丸。每服三钱，食前开水送下。

【审查意见】破积、利水、清血、败毒，有效。

3. 瘰疬第三方（严级苣）

主治：瘰疬初起，内服、外敷始能收功。

内服方：海带、夏枯草、元参各两，甘草一钱。水煎服。

外敷方：鸡卵一个，破小口，装入蝎虎一个，以纸封固。放火旁烤干，研末，和净水涂疮上即效。

【审查意见】单用蝎虎即能止腐杀菌，复与鸡卵配合，兼有清补之功，用治瘰疬，无尚不合。

4. 瘰疬第四方（王培卿）

主治：瘰疬。

用法：用药材店购置守宫一只，置瓦片上；用灰火煨焦存性，研成细末；再用紫衣胡桃三个，去壳，煨焦研末；加梅花冰片五分，小磨香油一两，拌和涂于患处，其效如神。

【审查意见】可备试用。

5. 瘰疬第五方（张泽霖）

主治：瘰疬及马刃瘿瘤横痃，与其他淋巴腺肿痛。

组成：甘遂、大戟、芫花各等分，甘草一两。

用法：前三味共研细末，甘草煎熬成膏，贴患处。

【审查意见】破积，行瘀，消肿，可备应用。

6. 瘰疬第六方（郑世贤）

主治：鼠疮破烂有脓者。

组成：香油半斛，淀粉二两，头发四钱，黄丹四钱。

用法：先将油熬滚，再下头发，煎枯黑，去渣，离火入黄丹；再入淀粉成膏，用绢纸上摊贴患处，十八日全好。

【审查意见】有防腐之效，已溃者可用。

7. 瘰疬第七方（严级苣）

主治：瘰疬未溃者。

组成：连壳蜗牛七个，丁香七个，臭虫七个，地龙一条（截七节）。

用法：全烤焦研末，蜂蜜少许，水和摊纸上贴之。

【审查意见】古方，可用。

8. 瘰疬第八方（孙逸圣）

主治：瘰疬结核。

组成：红娘子十四枚，乳香、砒霜各一钱，硇砂钱半，黄丹五分。

用法：共为细末，糯米粥和作饼贴之，不过一月，其核自然脱下。

【审查意见】此系通行方，有消炎解毒之效，可用。

9. 瘰疬第九方（唐明芳）

主治：瘰疬溃破流窜者。

用法：取荆芥根下节煎汤温洗，良久疮破，将紫黑处以针刺去血痂，再洗三四次；在五更时收取韭菜地白头蚯蚓一把，约十余条，烧赤为末。每一匙加乳香、没药、轻粉各五分，穿山甲九片（炙末），全以杏油调敷，干即再易。

【审查意见】有消肿止痛之效。

10. 瘰疬第十方（张泽霖）

主治：瘰疬初起。

组成：山慈菇、天南星各一块。

用法：醋磨，搽患部。

【审查意见】可资试用。

11. 瘰疬第十一方：神效瘰疬散（郭世祥）

主治：专治各种瘰症。

组成：斑蝥（去头足，微炒）、僵蚕、炮甲珠、红豇豆、磨刀泥、左盘龙、公丁香、母丁香各二钱。

用法：和诸药共为细末，每用六分，饭后凉水送下。

【审查意见】此方攻破之力甚大，体壮者可用。

12. 瘰疬第十二方（田之柱）

主治：瘰疬。

组成：水银、硼砂、明矾、皂矾、食盐各一两，朱砂二钱。

用法：用粗瓦盆放前药，上合粗碗一只，盐泥封固，炭火炼三炷香，冷定取出升在粗碗上药，白米饭捣丸，绿豆大，朱砂为衣。每用一丸，放在疮上，棉纸封二三层，一日夜，急揭起，则核随纸带出，丸可再用。

【审查意见】未溃者可用。

13. 瘰疬第十三方：瘰疬敷药方（周小农）

主治：瘰疬初起，稍觉疼痛者。

组成：红芽大戟一钱，甘遂一钱，雄精一钱，僵蚕一钱，乳香一钱，白芥子一钱，没药一钱，当门子二分。

用法：共研极细末，收贮小瓶内，勿令泄气。每日敷一次，晚敷一次。

【审查意见】活血，消肿，防腐，初起可用。

14. 瘰疬第十四方（李国英）

主治：专治瘰疬已溃，脓如豆渣。

组成：壁虎三条。

用法：瓦上焙干，研末，真铜绿五分，共调匀。每用少许，置阳和解凝膏中贴之，脓尽为度，即可痊愈。

【审查意见】壁虎制腐，铜绿杀菌消炎，以毒攻毒，且入血分，可用。

15. 瘰疬第十五方（李国英）

主治：专治瘰疬未溃、坚硬肿痛者。

组成：壁虎三条（瓦上焙干，研末），真铜绿五分，阿魏五分，麝香三分。

用法：和匀，共研细末。每用少许，置阳和解凝膏上贴之，以完全消散为度。

【审查意见】透达经络，可攻淋巴之毒，用治瘰疬有效。

16. 瘰疬第十六方：旋覆花汤（温碧泉）

主治：瘰疬。

组成：海藻一钱，海蛤三钱，秋石一钱，川贝三钱，石斛二钱，木瓜二钱，橘白一钱，女贞三钱，侧柏叶三钱（炭），覆花八分（布包），新绛二钱，青葱管二尺。

用法：混合煎汤，食后频服。

【审查意见】有散瘰、疏气、活络之效。

17. 瘰疬第十七方（温月亭）

主治：瘰疬将破未破，内有脓者。

组成：臭虫七个，大虱子七个，银釉子七个。

用法：共捣一处，用竹针轻轻挑破患部，每瘰一针将药涂上即愈。但挑时不可令出血，药要少，多则疼痛难忍。若疮至胸下，则无效矣。

【审查意见】用此药时发剧烈之痛，宜慎之。

18. 瘰疬第十八方：消瘰丹（陈莲峰）

主治：瘰疬，瘿痿，结核红肿痛。

外用：斑蝥七个，全蝎三个，炮山甲一钱，川贝母一钱，青娘十个，红娘十个，蜈蚣一条，蟾酥一分，红砒石五厘。

内服：夏枯草一斤，青竹叶四两。

用法：将外用之药炒黄研粉，用时将粉布于膏药上分许，贴患处，七日一换；内服药洗净切碎，煎茶，每日饮之。则烧热自退，恶核自消矣，

【审查意见】有攻坚取结之效。

19. 瘰疬第十九方（卢育和）

主治：项瘰疬溃烂，延久不愈者。

组成：蚂蟥四条，壁虎四条，猫头骨一副。

用法：共焙细面，搽患部，另用猫肉煨食之。

【审查意见】去腐生肌，可以备用。

20. 瘰疬第二十方：消瘰丸（杨浦云）

主治：瘰疬初起者。

组成：法夏一两，瓜蒌六钱，当归尾五钱，夏枯草、海藻、昆布、土贝母各一两，陈皮七钱半，连翘一两，黄芪七钱半，橘核一两五钱，乳香五钱，没药五钱，元参一两。

用法：共研细末，饴糖为丸，如桐大。每晚开水下三四钱。

【审查意见】有清血散结、去痰行瘀之效。

21. 瘰疬第二十一方（房西亭）

主治：鼠瘘初起。

用法：白藓皮煮汁，每日空心代茶饮之。

【审查意见】此系清热散风之药，治瘰疬恐效力薄弱。

22. 瘰疬第二十二方（温月亭）

主治：鼠疮。

甲（内服）：壁虎一个，山甲三钱。

乙（外敷）：臭虫七个，虱子七个，银釉子七钱。

甲方将壁虎置新瓦内，泥封固，火焙成黄色，同山甲共研极细末，分三包。每早用黄酒送服一包。

乙方共捣一处，用竹针或银针轻挑开患部外皮，不要见血，将药涂上少许，数日后有白米出即愈。

【审查意见】第一方与三集验方蝎虎治瘰疬方，只差山甲一味；第二方与本书第十七方同，能令患部作剧痛。

23. 瘰疬第二十三方（李银亮）

主治：瘰疬喉痹。

用法：商陆根捣作饼置疬上，以艾炷炙五壮，甚效。

【审查意见】效否待试，治喉痹缺用法。

24. 瘰疬第二十四方

主治：瘰疬初起。

组成：甘遂、粉草各三钱，猪腰一个。

用法：加水，煮猪腰，连腰带汤服下，必愈。遂与甘草相反，以毒攻毒。

【审查意见】甘遂泻经隧水饮，破癥坚积聚，粉草解血中热毒，为疮疡痈毒要药。但二味相反，若非体质健全、气壮实者，不可轻用。

25. 瘰疬第二十五方

主治：瘰疬已溃，脓水多且臭。

组成：丝瓜瓤一大撮，黑豆一合，白萝卜（切片）。

用法：用压豆腐浆煎服，数次即效。

【审查意见】凉血，解毒，消肿痛，杀菌，通经络，行血脉，可用。

26. 瘰疬第二十六方（李国英）

主治：治鼠疮神方。鼠疮即生于肛门旁，俗名老鼠偷粪门者。得此疾者，常于西医处割治，不知受若干痛苦，反不克断根。死而后已，亦足哀也。

组成：公丁香、潮脑各等分。

用法：可以公丁香与潮脑各等分成末，加于任意之扳毒膏药中，贴之三次即愈，年久者可多用数次，奇方也。

【审查意见】有杀虫祛湿、拔毒之效。用治鼠疮，是否生效，存疑待试。

27. 瘰疬第二十七方

主治：瘰疬已破。

组成：花椒三钱，胡椒三钱，砒霜三钱，疥蛤蟆一个。

用法：将药都填蛤蟆肚内，用线将口缝住，用高粱皮或谷皮，点火烤干，研为细末，香油调敷之。

【审查意见】此方虽能制腐杀菌，而腐蚀性太大，恐入深组织内刺激而分泌旺盛，用时宜慎，不可太猛。

（五）疔疮

1. 疔疮第一方（卢育和）

主治：疔疮发肿热。

组成：蚰蜒二条，明雄二钱。

用法：研末调匀敷之。

【审查意见】解毒消炎有效。

2. 疔疮第二方（卢育和）

主治：红丝疔。

组成：大黄。

用法：用银针将红丝挑破，再用大黄磨醋点之，即缩。后用水上红萍，同冷饭粒、赤糖，捣烂涂疔上，立愈。

【审查意见】疔疮初起，即用针刺，再用大黄，以解血毒。

3. 疔疮第三方：取疔散（田之柱）

主治：疔疮。

组成：雄黄一钱，硇砂一钱，蟾酥一钱，信石一钱，巴豆十粒，轻粉五分。

用法：上将疔四周用针刺破，醋调涂敷。疔落后，用长肉拔毒膏药贴之。

【审查意见】有清热解毒、制腐之功，可资应用。

4. 疔疮第四方：敛疔膏（卢育和）

主治：疔溃日久，不收功者。

组成：野菊花，猪胆。

用法：野菊花晒干，研细末，装入猪胆内塞满，磁瓶收藏。遇疔溃，久不收功者，取猪胆液涂之。

【审查意见】通行方，可用。

5. 疔疮第五方：疔疮外治方（宋尧）

主治：治疔发项以上。

组成：蟾酥（酒化）、轻粉、白丁香、硇砂各一钱，乳香六分，雄黄、朱砂、麝香各三分，蜈蚣一条（炙），金顶砒五分。

用法：上药共为细末，面糊搓如麦子大，用铍针刺入疮心四五分，挑断疮根，取出恶血。随用药插入疮孔内。

【审查意见】有止痛消肿之功。

6. 疔疮第六方：清解托毒汤（霍子实）

主治：湿火蕴结之掌心疔。

组成：杭菊花五钱，地丁草三钱，京赤芍二钱，苏薄荷一钱，生草节八分，大贝母三钱，炙僵蚕三钱，金银花二钱，连翘壳三钱，草河车钱半，丝瓜络二钱，外科蟾酥丸二粒。

用法：开水化服，水煎，温服。

【审查意见】清热散毒可用。

7. 疔疮第七方（冀鹤亭）

主治：食指疔疮，大如豆粒。

组成：梅花点舌丹一粒，苏合丸一粒。

用法：先服梅花点舌丹一粒，后用针刺商阳（食指内侧），出紫血；又刺合谷（虎口歧骨）间，用重按轻提之泻法；又刺疔顶出黑血；不及一时，病人疼痛若失，再服苏合丸一粒，遂痊愈矣。

【审查意见】治疗专药，有效。

8. 疔疮第八方：蟾酥丸（李守弟）

主治：拔取疔黄。

组成：蟾酥一个，白面五钱。

用法：以面为丸梧子大。每用一丸安舌下，黄水即出。

【审查意见】有效。

9. 疔疮第九方（郑世贤）

主治：治疔疮身热，烦躁不大便者。

组成：生大黄一两，雄黄一两。

用法：每料共研细末，用饭为丸，如梧子大。每服三钱，食前空心开水下。小儿减半，孕妇忌用。

【审查意见】内有毒火者可用。

10. 疔疮第十方（张士才）

主治：治疔毒，骤起疮如粟，痛透心髓。

用法：红黑二色者，可先以熊胆涂之；如在指上者，可以泡辣套之，自消矣。

【审查意见】熊胆有消炎之效，治疗可用；辣椒套法，似宜慎用。

11. 疔疮第十一方

主治：一切疔疮。

组成：鲜菊花苗、葱、蜜三味各等分。

用法：共捣贴患处。

【审查意见】能解毒消炎，可用。

12. 疔疮第十二方

主治：疔毒及一切肿毒，皮色不变，且平无头。

组成：血竭三钱，朱砂二钱，胆矾三钱，香墨一两，蟾酥三钱，麝香五分。

用法：共为细面，水调成锭，用时以凉水磨，涂患部。

【审查意见】和血，散瘀，消炎，定痛，初起可用。

13. 疔疮第十三方：拔疔秘方

主治：疔疮。

组成：鲥鱼脐。

用法：鲥鱼脐用手括下，不可见水，阴干收贮时，以银针拨开疔头，将一片贴上，以清凉膏盖之。候一宿揭开，其疔连根拔去后，用生肌散收功。

【审查意见】此方治疗当有效。

14. 疔疮第十四方

治法：凡疔生于唇口上，即看大腿弯，有紫筋起者，即用银针刺出血，即愈。

【审查意见】可资试用。

15. 疔疮第十五方

主治：鱼子疔，又名芝麻疔。

组成：活蛏壳（煅末），猪苦胆汁。

用法：活蛏壳与猪苦胆汁调搽。

【审查意见】蛏壳为治喉风急痹之药，用治疔疮，恐效不确。

16. 疔疮第十六方

主治：唇口患疔，并连七个，头肿如斗，心闷神昏。

组成：蛔虫。

用法：蛔虫捣烂涂之，顷刻疮口流出黄水，肿消神清，次日即愈。

【审查意见】有清热之效。

17. 疔疮第十七方

主治：疔疮。

组成：五谷虫一钱，白矾三分，蟾酥三分（以烧酒化烊）。

用法：共调匀涂疔上，少顷疔破，流出毒水即愈。

【审查意见】有清热、收敛、消肿之效。

18. 疔疮第十八方

主治：疔毒及无名肿毒，痛难忍。

组成：当归四钱，丹皮二钱，生地四钱，生草五钱，白芷一钱，柴胡一钱，陈皮一钱，山甲一钱，皂刺一钱，桔梗一钱，生姜一大块（捣烂）。

用法：水煎，温服。

【审查意见】古方，可用。

19. 疔疮第十九方

主治：疔疮开口多时，溃脓去腐生肌。

组成：猪苦胆七个，麝香一分，冰片二分。

用法：于端阳节日，将苦胆装入猪尿泡内，麝香、冰片为末，搅匀，挂高处晒干，密藏研末，用时撒布。

【审查意见】猪苦胆治疔特效，惟宜鲜用，未知干者能否生效，且待试用。

（六）痔漏

1. 痔漏第一方（成信德）

主治：痔疮气血虚弱者。

组成：龟头一个，田螺一枚。

用法：取龟头一个瓦上焙枯成末，再取田螺一枚纳针于内，其肉成水，加冰片少许于内，复加少许龟头末，和匀擦患处，数次即愈。

【审查意见】龟头能补血，内服有效，外用恐不确，可试用。

2. 痔漏第二方（李国英）

主治：痔漏。

组成：极干黄鳝一条。

用法：以极干黄鳝一条，鲜者自行凉枯即可，置香油内泡透，再取出于香油灯上烤之，而沥其油。先以白矾熬水洗患处，始擦此油，旬日可愈，早晚两次。

【审查意见】可试用。

3. 痔漏第三方：六白化痔汤（程振兴）

主治：内外痔疮，便下鲜血，疼痛异常。

组成：生石膏五钱，寒水石四钱，天花粉四钱，杭寸冬四钱，西滑石四钱，生桑皮五钱，槐子三钱，生大黄三钱。

用法：方中石膏与滑石研成细末，否则汁不出。配齐，用井花水煎，早晨服。

【审查意见】有热者可用。

4. 痔漏第四方（汪寄圃）

主治：痔瘘作疼，辗转不宁。

组成：木鳖子，葱白，白蜜。

用法：先用木鳖子煎汤熏洗，再用葱白捣汁与白蜜涂之，甚效。

【审查意见】未化脓者可用。

5. 痔漏第五方（柳子和）

主治：一切痔漏。

组成：鱼鳔五钱，黄蜡五钱，明矾三钱，朱砂一钱，真珠五分，象牙五分，明乳、没二钱。

用法：鱼鳔、黄蜡熬成膏，余药捣细和匀，临用取少许涂上。

【审查意见】有收敛止痛之效。

6. 痔漏第六方（景寿轩）

主治：痔核肿痛流脓。

组成：枯矾二钱，儿茶一钱，川连五钱，熊胆二钱，麝香一钱，寒水石一钱，煅甘石五钱，蟾酥五钱，冰片一钱，硼砂一钱。

用法：研细和匀，清茶调涂痔上。

【审查意见】有消肿止痛，防腐收敛之效。

7. 痔漏第七方（郝玉如）

主治：痔疮痛不可忍。

组成：血竭一两。

用法：研细末，用唾津调涂痛处。

【审查意见】痔核用之，有散结行瘀之效。

8. 痔漏第八方（傅应辰）

主治：治漏疮。

组成：艾尖、葱须各七个，黄豆、花椒、瓦松三宗各一撮。

用法：将以上五宗用砂锅熬，趁热连熏；再用新白布裹之，冷时再热之，洗三四次必愈。

【审查意见】燥湿行气，可备试用。

9. 痔漏第九方：消痔汤（成迺武）

主治：内外痔。

组成：翻打马三钱，翻白草三钱，皮硝一钱。

用法：用砂锅一个，入药添水四大碗，煎至三碗，热洗患处。每日三次，次日准好。洗时用棉被围住，勿使泄气，每次在一点钟左右。

【审查意见】轻症可用。

10. 痔漏第十方（贾锡祜）

主治：痔疮肿疼。

组成：木槿根五钱，风化硝一两，枯矾五钱，鸽子粪一把。

用法：水煎，先熏后洗。

【审查意见】燥湿止痒，痔核用之相宜。

11. 痔漏第十一方：熏洗痔瘘汤（赵文生）

主治：痔瘘下有脓血者。

组成：天南星三钱，白胶香三钱，苦楝根五钱，荆芥四钱，白芷二钱，薄荷二钱，土蜂房五钱，干莲蓬三两，生艾叶一两，蓄打麻五钱，椿树皮一两，红花三钱，透骨草三钱。

用法：共一处，水煎熏洗，二三次见好。

【审查意见】可备试用。痔漏有脓血者，仅用熏洗，能减除患者一时之痛苦，绝难根治。

12. 痔漏第十二方：黄柏丸（赵复性）

主治：脏毒痔漏，流血不止。

组成：川柏一斤。

用法：分作四分，三分用白酒、醋、童便各浸七日，洗晒焙干；一分生炒黑色。共为细末，蜜丸。每空心黄酒下五十丸，久服根除。

【审查意见】可资试用。

13. 痔漏第十三方：五倍子散（王好问）

主治：专治诸痔，举发坚硬，疼痛难忍，或脏毒肛门泛出，肿硬不收。

组成：五倍子一个，癞蛤蟆草若干，轻粉三钱，冰片二分。

用法：将五倍子大者一个，敲一小孔，用阴干癞蛤蟆草揉碎，填塞五倍子内，用纸塞孔，湿纸包煨，片时许取出。待冷去纸，研为细末，每一钱加轻粉三分，冰片五厘，共研极细。先用枳壳汤洗，后用此干抹痔上，即睡勿动，其肿即除。

【审查意见】消肿止痛，痔核可用。

14. 痔漏第十四方（马荣生）

主治：痔疮。

组成：芫花五钱（取汁），细辛二钱，曼陀罗花二钱半，白丝线三钱。

用法：添水熬汁，将浓时，放碗中。另取白矾、轻粉各二钱，为末和匀，再煎极浓，将线取出，阴干待用。以药线一根，系痔上，日渐紧之，六七日后，即渐枯落。

【审查意见】有麻痹腐蚀之功，可备试用。

15. 痔漏第十五方：黄占愈漏丸（赵亚曾）

主治：痣漏有管或有脓血肿痛者。

组成：明矾五钱，朱砂三钱，手指甲三钱（洗净炒黄），象牙骨三钱（炙），山甲珠四钱，乳香二钱，没药二钱，血余炭三钱，珍珠二钱。

用法：共为细面，用黄占与药和匀为丸，如梧子大。每服空心温黄酒送下三钱。

【审查意见】止血，消肿，制腐，可用。

16. 痔漏第十六方（石玉）

主治：痔疮脱肛。

组成：酢浆草二两，蛤蟆草四两，鸽粪一大把，制乳、没各六钱，广木香二钱。

用法：以上各药，纳入新砂锅内，并熬成浓汤，先熏后洗。一天三次，每次约一时许，连洗三四天即愈，此法屡试屡效。

【审查意见】活血散寒有效。

17. 痔漏第十七方（杜蓂）

主治：主熏痔漏。

组成：升麻三钱，通经草三钱，土茯苓二钱，当归三钱，防风二钱，荆芥钱半，连翘二钱，川椒二钱。

用法：水煎，趁热熏之，微温时用新白布洗之。

【审查意见】升散燥湿，可资应用。

18. 痔漏第十八方（郭洪义）

主治：肠风痔瘘，年深日久者。

组成：熊胆五钱，片脑一钱。

用法：研匀，和猪胆汁，调敷患处，即愈。

【审查意见】轻症初起可用。

19. 痔漏第十九方（房西亭）

主治：热毒痔疮。

组成：白鹅胆二三枚（取汁），熊胆二分，片脑半分。

用法：研匀，磁器密封，勿令泄气，以手指涂之。

【审查意见】痔核初起者可用，已经破溃之痔疮无效。

20. 痔漏第二十方（温月亭）

主治：痔漏。

组成：血竭、儿茶、龙骨、甘石、红粉、轻粉、银粉散、乳香、没药、冰片各等分。

用法：共研极细末。临睡时，用棉花蘸水洗净患处，将药敷上，数次即愈。

【审查意见】有消炎、止痛、收敛之效。

21. 痔漏第二十一方（廖端诚）

主治：外痔。

组成：皮硝。

用法：三年以上老便壶一个，用皮硝放于壶内，然后以开水灌冲。热气对熏痔疮极验。

【审查意见】存待试。

22. 痔漏第二十二方：生麝愈漏膏（赵文生）

主治：痔漏下有脓血者。

组成：铜绿、冰片、五倍子、制乳香、轻粉各等分（炒），麝香少许，生地（以鲜的为好）。

用法：先将前五味共研细末，再入麝香研匀，以鲜生地捣成膏，贴患处。

【审查意见】通行方，有效。

23. 痔漏第二十三方

主治：痔漏未破。

组成：蜗牛仁二个，梅片一钱。

用法：用水化，点之立愈。

【审查意见】古方能用，惟蜗牛大寒，非真有风热不宜用，小儿忌用。

24. 痔漏第二十四方

主治：痔漏初起。

组成：马齿苋（不论干鲜）。

用法：煮热多食之，以汤熏洗即愈。

【审查意见】痔疮初起，多系湿热。马齿苋能泻热解毒，可用。

25. 痔漏第二十五方

主治：久近一切痔漏。

组成：白莲花蕊一两五钱（焙），黑丑一两五钱（取头末），当归五钱（炒）。

用法：共为细末，每服二钱，空心酒下，服五日即见效，忌发火等物。

【审查意见】存待试用。

26. 痔漏第二十六方

主治：辛苦劳碌之辈，忽患肠痔脓毒，愈而频发，脓水常流。

组成：蚕空壳。

用法：蚕纸一张晒燥，用小刀括下蚕空壳，以阴阳瓦熯黄，用好酒送下。连服十张即除根。

【审查意见】通行方，可用。

（七）乳痈

1. 乳痈第一方（何建功）

主治：妇人乳痈、乳吹，小儿腮痈。

组成：陈小粉、白蔹、生半夏、白芷、文蛤、山柰粉、人中白各一钱，冰片三分。

用法：为细末，瓷瓶密贮，米醋调敷。

【审查意见】清热止痛，收敛有效。

2. 乳痈第二方：鸡矢白散（赵复性）

主治：乳头破裂，乳痈等症。

组成：雄鸡矢白（炒研）。

用法：白酒服五分，三服即愈。又用白酒和灌口鼻，治缢死未绝者。

【审查意见】存待试。

3. 乳痈第三方（祁泽民）

主治：乳痈初肿。

组成：扁竹根八钱，萱草根五钱，水仙根一两。

用法：共捣为细末，蜜调敷之。

【审查意见】有消炎之效。

4. 乳痈第四方：青围药方（周小农）

主治：痈肿，乳痈，疔疮，大头瘟。

组成：大黄八钱，姜黄四钱，黄柏四钱，白芷三钱，青黛二钱，白及二钱，花粉三钱，陈皮二钱，生甘草一钱。

用法：共研细末，用丝瓜叶打汁，调敷。乳痈用蜜调；疔疮用菊叶调涂；大头瘟用鲜青黛打汁调涂。

【审查意见】有防腐清热、止痛散肿之效。

5. 乳痈第五方

主治：女子乳痈，突然肿及头面。

组成：蚯蚓屎。

用法：晒干为末，用井水调搽头面即消。

【审查意见】清热消肿有效。

（八）臁疮

1. 臁疮第一方（郭洪义）

主治：臁疮。

组成：藤黄一两五钱，黄蜡二两（共熬黑），香油六十两，浸桃枝、柳枝、槐枝、桑枝、葱白各一两，男发四两，花椒五钱，蓖麻二两，马前子二两，荜茇五钱，桂枝二两，白芷二两。

用法：夏浸三日，冬七日，春秋五日。然后熬至渣枯，去渣，与藤黄、黄蜡和匀，熬稠，入官粉四两，收膏。以油纸摊贴疮上。

【审查意见】臁疮原系受阴寒湿毒所发，此方有燥湿、止痛、止痒之效。

2. 臁疮第二方（王养初）

主治：湿热臁疮无皮者。

组成：柏果叶，麻油。

用法：将柏果叶浸入麻油内，在饭锅上蒸熟，蒸上八九次，用纸或布敷贴湿热臁疮无皮等患处，日换一次。

【审查意见】可资试用。

3. 臁疮第三方（唐明芳）

主治：臁疮腐臭。

治法：生龟板取壳，醋炙黄，煅存性，出火气，入麝香、轻粉少许，研末，先以葱洗净搽之。

【审查意见】有杀菌燥湿之效。

4. 臁疮第四方（焦鸿钧）

主治：男女臁疮。

组成：汉红粉钱半，汉轻粉钱半，川黄柏二钱半，制桃仁五钱。

用法：共研细面，用香油调敷患处，再用油纸五层包裹，七日即愈。

【审查意见】能制腐，能杀菌，可资应用。

5. 臁疮第五方

主治：两腿臁疮，多时不好者。

组成：香油四两，头发一团，黄丹二两，黄蜡一两。

用法：先将香油熬熟，入头发，放烟后去渣，再入黄丹；候变黑色，入黄蜡搅匀，待温，再入鸡蛋清一个搅匀。双层单纸上贴患处。

【审查意见】拔毒生肌，可用。

6. 臁疮第六方

组成：香油一两，黄蜡三钱，银朱一钱。

用法：将香油放铁杓内，炼成无烟，入黄蜡炼匀。银朱放碗内，用油冲起，搅匀。将患部用米泔水洗净，涂药于上。

【审查意见】有消炎杀菌之效。

（九）乳房肿痛

1. 乳房肿痛第一方（戴河清）

主治：乳房肿痛。

组成：水仙根一两，乳香、没药各三钱。

用法：共捣烂和匀，以番油少许调搽痛处。

【审查意见】有消肿止痛之效。

2. 乳房肿痛第二方（康汝麟）

主治：乳房肿痛。

组成：全瓜蒌三钱，蒲公英二钱，甲珠钱半，土贝母二钱，通草二钱，甘草二钱。

用法：水煎，饭后温服。

【审查意见】有活血散肿之功，初起可用。

3. 乳房肿痛第三方（李国英）

主治：乳房溃烂。

组成：雄鼠粪（两头尖者是）、土楝树子（经霜者佳）、露蜂房各三钱（俱煅存性）。

用法：研末和匀，每服三钱，酒下。两日一服，痛即止，不数日脓尽收敛。

【审查意见】可资应用。

（十）乳疖

1. 乳疖第一方（王培卿）

主治：乳疖肿痛。

组成：开败之水仙花。

用法：取挂风檐下，捣烂敷之极效。

【审查意见】有散肿止痛之效。

2. 乳疖第二方（刘铭）

主治：乳疖结核。

组成：鲜蒲公英。

用法：连根洗净，打取自然汁半杯，和入陈酒服之。每日三次，将余渣敷于患处，数日必愈。

【审查意见】功能散结，化热毒，可用。

（十一）鹤膝风

1. 鹤膝风第一方：白芥膏（王良辅）

主治：鹤膝风。

组成：陈白芥子三钱，肉桂五分，生姜汁，葱白汁。

用法：每周一剂。白芥子、肉桂各为细末，生姜四两绞汁，葱白二两绞汁，与白芥、肉桂共调一处，须令硬软适度为要，将调成之膏，贴之患处。

【审查意见】行气血，散风寒，可资应用。

2. 鹤膝风第二方：紫荆皮汤（赵青松）

主治：鹤膝风挛症。

组成：紫荆皮三钱。

用法：用老白酒煎服，日二次，以知为度。又治发黄初生，以及一切痈疽，皆单用紫荆皮末，白酒调搽，自然撮小。如不开口，内服柞木饮。

【审查意见】可备试用。

3. 鹤膝风第三方

组成：番木鳖（刮去毛皮，麻油煅枯，研取净末子）二两，大枫子（灯心水煮过，研细去油，取净末）一两，大西附子（童便煮过，去皮切片，焙干研取净末）二两，穿山甲（炒，研细末，取净末）一两。

用法：以上四味，共取净末五两，和匀收贮。患者每服七分，空心好酒送下，饮极醉，暖睡出微汗即瘥，重者七服痊愈。

【审查意见】存待试。

（十二）脚气

1. 脚气第一方（王培卿）

主治：湿热脚气。

组成：苍耳子、地骨皮各二钱。

用法：煎洗四五次即愈，凡因湿热而成者，均治。

【审查意见】可备用。

2. 脚气第二方（严级苣）

主治：寒湿脚气。

组成：胡芦巴（酒浸一宿）、破故纸（炒）各四两。

用法：全为末，以木瓜一个，切顶去瓤，入药在内；合顶蒸烂，捣丸如梧子大。每服七十五丸，温酒下。

【审查意见】可资取用。

（十三）瘿瘤

1. 瘿瘤第一方（王培卿）

主治：治气瘤初起。

用法：用生天南星一枚，好醋少许，在盆底磨汁；起瘤处，用生姜数两，煎浓汁乘热熏之；拭干，搽天南星汁，约十余次即愈。如无鲜天南星，即向药店购陈者亦可，惟不及鲜者效速。

【审查意见】可资应用。

2. 瘿瘤第二方（杜蓂）

主治：身项粉瘤。

组成：天花粉一两，陈壁土五钱，穿山甲三钱，贝母三钱（去心）。

用法：研为末，掺在膏药上，贴在瘤上，贴之即穿出粉渣。

【审查意见】有行瘀散结之效。

3. 瘿瘤第三方

主治：眼皮生瘤。

用法：樱桃核以水磨之，搽瘤上渐愈。

【审查意见】存待试。

（十四）杖疮

1. 杖疮第一方（程振兴）

主治：治手掌或两腿挨板，溃烂久不愈者。

组成：白胶香三钱，白芥子三钱（研细），白糖五钱，蜗牛十个。

用法：共捣细末，敷纸上，贴患处，二三次即愈。

【审查意见】拔毒消肿有效。

2. 杖疮第二方（李士英）

主治：杖疮肿疼。

组成：滑石、赤石脂、大黄各等分。

用法：为细末，先洗净麻油调敷患部。

【审查意见】止痛散肿可用。

（十五）鹅掌风

1. 鹅掌风第一方（赵青松）

主治：鹅掌风。

组成：真蕲艾五两。

用法：用水五碗，煮五六沸，连水药放在大口瓶中，上用布二层缠住，将病手放瓶上熏之。如冷再温，数次即愈。

【审查意见】存待试。

2. 鹅掌风第二方（卢育和）

主治：鹅掌风。

组成：当归四钱，羌活三钱，苍术三钱，细辛一钱，制乳香五钱，制没药五钱，蛇床子五钱，麻黄一钱，金陀僧五钱，枸杞子四钱，川芎四钱，白芷三钱，蝉衣二钱，土荆皮五钱，枫子肉二钱，白鲜皮五钱，乌梢蛇五钱，蜂房一个，白凤仙花五钱，臭梧桐花五钱，明矾三钱，花椒四钱，浮萍，葱汁，元醋。

用法：将前药同醋煎热，灌入猪尿胞内，以患者之手浸于其中，另以线扎胞口，使不透风，浸一昼夜为佳。

【审查意见】有活血、杀菌、止痛之效。

3. 鹅掌风第三方（卢育和）

主治：鹅掌风。

组成：荆芥、防风、透骨草各一钱，大枫子二钱，山甲一钱，海南片二钱，小胡麻二钱，追风草、生川草乌各五钱，臭梧桐花二钱，蝉衣、威灵仙各五钱。

用法：共为末，煎水熏洗。

【审查意见】有杀虫散风之效。

4. 鹅掌风第四方（杜蓂）

主治：鹅掌风。

组成：鲜臭梧桐一颗（带根叶），皂荚一个。

用法：上药共捣烂，配入食盐一匙，陈醋一小杯，调匀；用猪尿胞一个，去尿，将药装在胞中，套在手上，约浸小时许，二次可愈；七日内不可用水洗手，但须伏天行施。

【审查意见】可备用。

5. 鹅掌风第五方

用法：蕲艾和侧柏叶乘热熏洗，一月即愈。

【审查意见】可资试用。

（十六）坐板疮

1. 坐板疮第一方（谢长余）

主治：坐板疮。

组成：藤黄四两，雄猪网油八两。

用法：将藤黄捣碎，掺在网油上；用青布卷成条子，扎紧，浸菜油内一夜，取出火燃；取滴下之油，埋土中一夜，出火毒，涂疮上即效。

【审查意见】通行方，可用。

十五、皮肤科

（一）癣疮

1. 癣疮第一方：第一灵膏（赵兰生）

主治：癣疮。

组成：玉簪花三百朵（捣泥），母丁香六两，沉香四两，冰片三钱，麝香三钱，城砖末十二两。

用法：共为末。用麻油三斤半，熬熟，入陈石灰末半斤，搅匀，熬至滴水成珠，收磁器内，黄蜡封固，埋土内二十一日取出。涂患处自愈。

【审查意见】用于水泡脓泡及肿胀期为宜，有制泌、消肿、清热之效。

2. 癣疮第二方（温月亭）

主治：牛皮顽癣。

组成：桃仁、杏仁、郁李仁、大枫子仁、川贝母各七个，核桃仁三个，铜绿、洋冰、明雄、僵蚕各一钱，梅片一分，花椒二钱，淀粉二钱，白矾一钱。

用法：花椒另捣碎，共研一处，米醋少许调匀；用白布包，每日擦三次，数日后即脱去硬皮一层，即愈。

【审查意见】通行方，可用，此方有杀菌、散风、解热、止痒之功，须持久行之，方有效。

3. 癣疮第三方：民间实验方（房西亭）

主治：顽癣。

组成：大黄、硫黄、姜黄、雄黄、藤黄各五分。

用法：共为末，以菜油调涂患处，七日勿洗即愈。

【审查意见】杀虫有效。

4. 癣疮第四方（田藏）

主治：癣疮。

组成：龙眼核二个（去外黑皮，研末），雄黄、硫黄、陀僧、枯矾、川椒末各三分。

用法：共研末，以生姜蘸搽患处。

【审查意见】通行方，有杀菌力，顽固疥癣可用。

5. 癣疮第五方（曲庭贵）

主治：癣疮。

组成：硫黄二钱，铜绿二钱，穿山甲二钱（去厚皮），生姜二钱。

用法：共捣、搽六七次，即愈。

【审查意见】杀虫有效。

6. 癣疮第六方：榴皮散

主治：多年牛皮癣。

组成：石榴皮，生明矾等分为末。

用法：抹之，四五次即愈。

【审查意见】有杀菌之功，但药力薄弱，用于多年之牛皮癣效力微弱。

7. 癣疮第七方（严级苣）

主治：诸风疠癣。

组成：白花蛇一条。

用法：酒浸三宿，去皮骨，取肉绢袋盛之；蒸糯米一斗，安曲于缸底，置蛇于曲上；以饭安蛇上，以物密盖三七日，取蛇晒干，研末。每服三分至五分，温酒下，仍以浊酒并糟作饼，食之尤佳。

【审查意见】有搜风活络之效。

8. 癣疮第八方：久癣变为湿烂方（郑世富）

组成：芦荟一两（研），炙草半两。

用法：相合另匀，先以温浆水洗癣，乃用旧干帛子拭干，便以药末敷之，神效。

【审查意见】此方有清热杀虫之功，如再伍以燥湿之品，则效尤捷。

9. 癣疮第九方（郑世富）

主治：顽癣。

组成：大露蜂房不拘多少，白矾适宜。

用法：将白矾填入蜂房孔内，用破罐底盛之；仰口朝上，用炭火煅之，令白矾化为尽为度；取出研末，搽蜂上，一二次即除根。

【审查意见】有杀菌止痒之功。

10. 癣疮第十方：治癣方（焦鸿钧）

主治：金钱癣、牛皮癣、癞癣、顽癣等症。

组成：石灰二钱，川椒壳三分，雄黄一钱，白矾一钱，硇砂四分，枯矾钱二分，碱二钱。

用法：共如细末，醋调涂患处，若觉痛时，效更大。

【审查意见】有防腐杀菌之效。

11. 癣疮第十一方（郝玉如）

主治：多年顽癣。

组成：川槿皮、轻粉、斑蝥、大枫子各等分。

用法：以河井水各半煎，露一夜，以笔蘸涂之。

【审查意见】有杀虫消毒之功，用于顽癣当有效。但不宜多涂，因斑蝥之刺激力强大。

12. 癣疮第十二方（廉杰）

主治：一切癣疮，皮肤顽厚。

组成：苦参子、土槿皮、花椒、洋樟、木通、白及、雄黄、百部、槟榔各一两。

用法：火酒浸七日，新帛蘸搽患部，不可拂好肉上。

【审查意见】有杀菌止痒之功。

13. 癣疮第十三方（戴河清）

主治：一切癣疾燥痒，痛痒难忍。

组成：威灵仙六两，零陵香、干荷叶、藁本、藿香、白芷、甘松各四两。

用法：水煎汤，用生绢蘸汤，于净室内洗浴，连洗二次即愈。

【审查意见】行气燥湿可用。

14. 癣疮第十四方（贾锡祜）

主治：小儿一切湿疮癣疳。

组成：黄柏五钱，黄连五钱，黄丹一两，轻粉一钱，滑石五钱，麝香二分，乳、没各三钱。

用法：研细末，令匀，香油调涂，神效。

【审查意见】有制泌收敛、清热止痛之效。

15. 癣疮第十五方（郝玉如）

主治：牛皮虫癣。

组成：川槿皮一两，大风子仁十五个，半夏五钱，皂荚三钱，河水、井水各一碗。

用法：浸露七宿，再入轻粉一钱，雄黄一钱，搅匀，以笔搽涂患处，搽后覆去。

【审查意见】杀虫有效。

16. 癣疮第十六方（张士才）

主治：癣疮。

用法：雌黄为末，入轻粉和猪膏擦之。

又方：豆腐干以麻油煎，取油涂之。

又方：皂荚入醋煎三日夜，干为末敷之。此方得效最速，而疼痛无比。

【审查意见】雌黄、轻粉、猪脂有杀菌、润肤之效；豆腐干、麻油治癣，恐不确；皂荚醋煎治牛皮癣，甚效。

17. 癣疮第十七方（张士才）

主治：洗癣方。

组成：生地二钱，陈皮二钱，麦冬二钱，赤苓二钱，竹茹二钱，远志（不制），柳枝十寸，甘草一钱，灯心一钱。

用法：浓煎，频洗。

【审查意见】轻症，可备用。

18. 癣疮第十八方（温松照）

主治：顽癣。

组成：蛇狮子一只，鸡蛋一个。

用法：将蛇狮子装入鸡蛋内，外以泥封固，烧焦，研细末。用白酒调涂患部，三五次即愈。

【审查意见】存待试。

19. 癣疮第十九方

主治：牛皮癣。

组成：川槿皮一斤（勿见火，晒燥磨末）。

用法：以好酒十斤，加榆面四两，浸七日为度。不时蘸酒涂搽，二三十年者，搽一年可断根。

【审查意见】有杀灭疥癣虫之效。

20. 癣疮第二十方（王辅之）

主治：癣症。

组成：大露蜂房一个（不拘多少）。

用法：以生矾填入孔内，用破罐盛之；仰朝上，用炭火煅冷，白矾化尽为度；取出研末，搽癣上，一二次即除根，永不再发。

【审查意见】能刺激杀菌，可用。

21. 癣疮第二十一方

主治：一切湿癣。

组成：松香二钱，硫黄二钱，潮脑二钱，枯矾一钱。

用法：共为细面，香油调搽。

【审查意见】湿癣用之，能去湿杀菌。

（二）疣赘

1. 疣赘第一方

主治：疣赘。

组成：朴硝二两，蜈蚣钱半，腻粉三钱，枯矾五钱。

用法：研末，取少许，和葱白捣烂涂之。

【审查意见】通络，软坚，宣散，清毒，可用。

2. 疣赘第二方（严级苣）

主治：面疣，疣赘。

组成：硇砂、硼砂、铁锈、麝香各等分。

用法：研搽，不出三剂自落。

【审查意见】有散结腐蚀之效。

3. 疣赘第三方：去黑子疣赘膏（赵青松）

主治：专治黑子，疣赘病。

组成：千金子一钱。

用法：捣烂涂之，自落。

【审查意见】经验方，可资试用。

（三）冻疮

1. 冻疮第一方（王培卿）

主治：治冻疮方。

治法：冻疮或肿，手足面成疮，痒痛不一者，用生麻雀脑子涂之，立瘥；或用猪苓子，用热酒洗之亦可。

【审查意见】此为河间流行方，但溃烂期不宜酒洗，恐刺激疼痛，以致病势加剧。好在每次涂药之前，以硼砂水用净绵蘸洗一次。

2. 冻疮第二方（刘铭）

主治：治冻疮神方。

治法：取白干狗粪，烧灰存性，研细末，以香油和匀，涂数次即愈。

【审查意见】存待试。

3. 冻疮第三方：螃蟹油（王养初）

主治：冻疮溃烂。

治法：将螃蟹脯入猪油，熬炼成膏，和以冰片、麝香，敷于冻疮溃烂之处，见效甚速。

【审查意见】有润肤、消肿之效。

4. 冻疮第四方

主治：手足冻疮。

治法：用冰凌擦之，勿使搽伤，以热为度。

【审查意见】通行方，未破者可用。

5. 冻疮第五方

主治：冻疮溃烂。

组成：蚶子壳（煅，研细）。

用法：以麻油调搽，如湿处燥搽，数日痊愈。

【审查意见】蚶子壳即瓦楞子，用治冻疮是否有效，尚待试用。

6. 冻疮第六方（田之柱）

主治：洗一切冻疮。

组成：黄柏，皮硝。

用法：等分，研末。已破者柏七、硝三，未破红肿者柏、硝各半，初起者硝七、柏三；皆用冷水调搽，俟干以热水洗去，再搽，再干再搽；如此三遍，一日停痛，三日痊愈。

【审查意见】可以试用。

7. 冻疮第七方（李银亮）

主治：冻疮。

组成：黄柏五钱。

用法：研末，用乳汁调涂之。

【审查意见】使血管有调整之作用，除皮肤肌肉间结热。

（四）阴囊痒

1. 阴囊痒第一方：蛇床大黄汤（佐时作）

主治：阴囊湿痒。

组成：大黄三钱，蛇床子三钱，黄柏三钱，槟榔三钱，苍术二钱，明矾一钱，胆矾一钱。

用法：水煎熏洗。

【审查意见】有消炎、止痒、燥湿之功，用于热证为宜。

2. 阴囊痒第二方（何建功）

主治：阴囊湿痒。

组成：松萝茶、炒五倍子、蛇床子、皂矾各五钱。

用法：研末和匀，敷患部。

【审查意见】有燥湿、收敛、止痒之效。

3. 阴囊痒第三方（戴河清）

主治：阴囊湿痒，时出冷汗。

组成：没食子（烧存性）八钱，苍术一两，吴茱萸（炒）五钱。

用法：共煎服，于临睡时熏洗患处。

【审查意见】寒湿证有效。

4. 阴囊痒第四方

主治：下治各种阴疮发痒。

组成：蛇床子一两，文蛤五钱，艾叶五钱，白矾五钱，杏仁五钱，川黄连五钱。

用法：煎汤热洗。

【审查意见】逐寒湿，疗阴痒，有效。

（五）秃疮

1. 秃疮第一方：秃疮神效方（卢育和）

主治：专治癞癣秃疮。

组成：金顶砒一钱，枯矾一两，全蝎二个，蜈蚣四条，土荆皮一两，槟榔四两，山甲四两，明雄五钱，虫衣八两，地骨皮一斤，四六片少许。

用法：共为细末，白糖二斤冲开水和敷，遍体用原纸包好，不令透风。

【审查意见】本症为一种皮肤寄生虫病，小儿多患之，此方有杀虫之功。

2. 秃疮第二方：治秃验方（杜蓂）

主治：秃疮。

组成：雄黄末二钱，乳发一团，大鲫鱼一尾。

用法：大鲫鱼去肠，先入发，烧存性，为细末，与雄黄末和匀，用韭水洗患处，然后用香油调搽之。

【审查意见】杀菌有效。

3. 秃疮第三方（李国英）

主治：治秃疮方。

用法：小儿初患秃疮时，先用米泔水洗净头部，然后以葱捣成泥，入蜜中搽之即愈。

【审查意见】干性秃疮，可以取用。

4. 秃疮第四方（胡立德）

主治：小儿秃疮。

组成：大蜈蚣一条，雄黄三钱，青盐五钱，川椒一钱。

用法：上为粗末，入香油内浸七日，取油搽之，极效。

【审查意见】有杀菌制腐之功。本症小儿多患之，病势激烈时，宜内服清热解毒、凉血和血之药。

5. 秃疮第五方：三根如意散

主治：头风，白屑，白秃虫疮。

组成：藜芦根、蒸艾根、茄根各等分。

用法：共为细末，猪脂和匀，搽患处。

【审查意见】杀虫消毒有效，可用。

6. 秃疮第六方

主治：鸡粪白秃。

组成：甜瓜蔓连蒂。

用法：水浸一夜，砂锅熬取苦汁，去渣，再熬如饧，贮收。每逢剃去痂时，用水洗净，以此膏一盏，加半夏末、姜二钱，姜汁一匙，狗胆汁一枚，和匀涂之，三四次即愈。忌食动风之物。

【审查意见】古人经验方，可用。

7. 秃疮第七方

主治：秃头风白屑。

组成：瓦松。

用法：烧灰，淋汁热洗，六七次痊。

【审查意见】按：古人谓瓦松为生眉须要药，能治下血及诸疮。又谓有大毒，烧灰淋汁沐发，发即落；误入目中令人瞽。二者孰是，且待试验。

8. 秃疮第八方

主治：秃疮。

组成：灰窑内赤土四两，烟胶一两，雄黄一两，胆矾六钱，榆皮三钱，轻粉一钱。

用法：上共为末，剃头后以猪胆汁调搽之效。烟胶即瓦窑中黑土也。

【审查意见】有燥湿解毒之效。

（六）疥疮

1. 疥疮第一方：搽疥药（李文杰）

主治：疥疮湿毒。

组成：木鳖子七个，大枫子七个，硫黄一钱，火硝一钱，银一钱，樟脑一钱，砒霜一钱，核桃七个，猪脂油二两。

用法：共捣一处，白布包药。以陈谷草烤患处，再烤药，遍搽患处，一二次即愈。

【审查意见】此方为治疥癣之专剂，有强大杀虫力，不宜多用，恐皮肤发泡。

2. 疥疮第二方（谢长余）

主治：疥疮。

组成：全蝎三钱，乳香八钱，枯矾二钱，大枫子五钱，蛇床子二钱，土鳖子一钱，木鳖子八分，川椒二钱，雄黄二钱，水银一钱，番打马三钱，轻粉一钱，樟脑二钱。

用法：共为末，用烛油为丸，擦之即效。

【审查意见】有杀菌、止痒、却湿、润肤之效，疥疮用之，定获良效。

3. 疥疮第三方：疥疮速效散（郭凤岐）

主治：主治干湿疥疮。

组成：硫黄三钱，雄黄二钱半，川乌二钱半，草乌二钱半，大枫子九个，水银五分。

用法：上将大枫子去皮，共为细末，以芝麻油调和，用时搽于患处。

【审查意见】杀菌有效，涂搽时，不宜过多。再用油纸绷带裹住，一日一换，以愈为度。

4. 疥疮第四方（孙逸圣）

主治：疥癣疮，以及日久脓疮。

组成：大枫子肉四两（捣泥，无渣为度），生白矾、枯白矾各一钱二分（各研细末），轻粉（研细末）、水银各一钱，樟脑二钱半（研细末）。

用法：将各药末共一处，和匀，和入大枫子泥内，捣极匀，再将猪油熬清汁六七匙，加入和匀，每晚洗后搽患处。

【审查意见】燥湿杀虫可用，涂搽时，参照前方办法。

5. 疥疮第五方（景寿轩）

主治：湿疹，脓疥。

组成：黄丹三钱，轻粉三钱，官粉三钱，黄香二钱，陈石灰六钱，硫黄三钱，绿豆粉五钱，枯矾二钱。

用法：共为末。或干糁，或以香油调涂。此方用于得病十天以后者，极其灵验。

【审查意见】防腐制泌有效。

6. 疥疮第六方（王四心）

主治：手足羸弱，骨节疼痛，或恶疮疥癞等症。

组成：白花蛇一条（温水洗净，头尾各去三寸，酒浸去骨刺，取净肉一两），入全蝎（炒），当归、防风、羌活各一钱，独活、白芷、天麻、赤芍、甘草、升麻各五分。

用法：剉碎，以绢袋盛贮，用糯米二斗蒸熟，如常造酒，以袋置缸中。待成，取酒同袋，密封煮熟，置阴地七日，出毒。每温饮数杯，常常如此，病自除矣。

【审查意见】风寒证可用。

7. 疥疮第七方

主治：大人、小儿风湿隐疹，或疥疮瘙痒不绝，或遍身起点，乍有乍无。

组成：当归、生地、防风、蝉脱、知母、苦参、头麻、荆芥、苍术、牛蒡子、石膏各一钱，甘草、木通各五分。

用法：水煎，食后服。

【审查意见】此方能凉血行瘀，宣散湿热。有风热者用之甚效。

8. 疥疮第八方

主治：血燥，皮肤作痒及风热疥疮，瘙痒疼痛。

组成：当归、川乌、白芍、生地、防风、白蒺藜、荆芥、何首乌各一钱，黄芪、甘草各三分。

用法：水煎，食后温服。

【审查意见】活血止痒，消除风热，症系初起者可用。再兼外治，效更捷。

9. 疥疮第九方

主治：干湿疥癣。

组成：土厚朴、雄黄、硫黄等分。

用法：共为末，用香油、猪油捣如泥，用粗布包之。近火烤出油后，搽患处。

【审查意见】燥湿杀菌，治疥专药，有效。

10. 疥疮第十方

主治：疥疮。

组成：红枣三枚，蕲艾二分，雄黄三分，花椒三分。

用法：共入火炉内烧之，熏焙衣被等物。

【审查意见】杀菌有效。

11. 疥疮第十一方

主治：男女疥疮。

组成：巴豆三钱（炒黄），大枫子三钱（炒黄），莲蓬子三钱（炒黄），马前子三钱，天麻子三钱（炒黄，要光头的），水银七钱，红枣七个（炒黄），清茶叶一握。

用法：以上各药，均在铁杓内炒，捣细。男子将阳物用新布包住，女子将乳头包住，搽上数次即好。

【审查意见】祛风湿，杀细菌可用。

12. 疥疮第十二方

主治：干疥湿癣，不论新久。

组成：红矾三钱（炒），硫黄二钱，水银一钱，巴豆七粒（炒），木别子四个（炒），大枫子八个（炒），核桃四个（炒），猪油一两，枣儿八个。

用法：共捣一处，搽患部，数次即愈。

又方：大枫子七个，杏仁七个，核桃一个，水银一钱，红矾五分。共捣搽之。

【审查意见】前后二方，均有祛湿杀菌效力。前一方宜于久病较重者；后一方宜于初病且轻者。

13. 疥疮第十三方

主治：干湿疥疮。

组成：狼毒不拘多少。

用法：研末，以猪油调搽患处即睡。勿以被蒙头，恐药伤面。

【审查意见】狼毒杀菌力强大，用治疥疮甚善。

14. 疥疮第十四方

主治：疥疮。

组成：五倍子、硫黄、雄黄、飞矾、百部、地肤子各等分。

用法：上药为末，用香油调搽，忌饮酒。

【审查意见】杀菌有效。

（七）汤火伤

1. 汤火伤第一方（李银亮）

主治：火伤。

组成：鲜景天叶一两（捣汁），鸡蛋一个（去黄用清）。

用法：共调匀，搽伤处。

【审查意见】有消炎之功。

2. 汤火伤第二方

主治：专治火伤。

组成：生地榆、生大黄、寒水石各等分。

用法：共研末，以最好麻油调之为膏，将膏涂患处。

【审查意见】有清热润肤之效，最好与华士林配为软膏涂搽。

3. 汤火伤第三方（郭凤岐）

组成：鸡清，川黄柏末。

用法：二药调和，搽之立效。

【审查意见】有消炎退肿之效。

4. 汤火伤第四方：汤火伤方（严级萱）

主治：烧烫伤。

组成：老黄瓜汁。

用法：有鲜者更佳，如无鲜者，在夏日取汁，贮瓶俟用。如遇水烧、火烫，急将此汁遍搽伤处，立可止痛，二三日即愈。

【审查意见】有清热、润肤之功，汤火伤之轻疮宜用。

5. 汤火伤第五方（赵兰生）

主治：汤火伤。

组成：侧柏叶、金银花、干生地各等分。

用法：共研细末，以香油调涂伤处。

【审查意见】清热败毒可用。

6. 汤火伤第六方（程振兴）

主治：治一切汤及火伤等症。

组成：红茨藤根皮不拘多少（焙干，研为细末。此药根、叶、花、实茨色，全似七里香，茨藤边荒地多生之，根皮色红，如苏木），猪胆数枚，上冰片少许。

用法：用水先将患处洗净，再用香油调药，搽之即愈，

【审查意见】有消炎、润肤之效。患处须用硼酸水洗涤，既可防腐，又能减轻病势。

7. 汤火伤第七方（冀鹤亭）

主治：汤火伤。

组成：地榆、黄连、槐角、当归各二两，香油十二两。

用法：将药入油内煅枯，去渣，入黄蜡四两熔化，用夏布滤净，入碗内，以柳枝不时搅之，俟凝用纸摊贴。

【审查意见】通行方，有效。

8. 汤火伤第八方

主治：一切汤火伤毒。

组成：月经布（煅灰）。

用法：麻油调敷，极效。

【审查意见】可资试用。

9. 汤火伤第九方

主治：一切汤火烧疮。

组成：鸡子，生大黄末，生石膏末。

用法：鸡子煮熟，不用清，将蛋黄用微火炒出油，以油抹患部，又用生大黄末、生石膏末各等分，香油调敷，以不疼为度。

【审查意见】清热解毒有效。

10. 汤火伤第十方

主治：汤火伤。

组成：蚶子壳（煅研细末），配冰片少许。

用法：如湿处干糁，干处麻油搽，数次收功。

【审查意见】蚶子壳即瓦楞子，治汤火伤是否有效，尚待试用。

11. 汤火伤第十一方（俊升）

主治：汤火烧伤。

组成：蚯蚓数条，白糖二两。

用法：拌匀，用碗盖住，勿令走气，半日工夫，自然化水。以此水涂伤处，立止痛且快愈。

【审查意见】经验偏方，有消炎作用。

12. 汤火伤第十二方

主治：汤火伤。

组成：鸡骨一副。

用法：新瓦上焙干，香油调搽立愈。

【审查意见】用鸡骨不如用鸡油为妙。

（八）麻风

1. 麻风第一方（祁泽民）

主治：大疯疠疾，须眉脱落，皮肉已烂成疮者。

组成：蜜蜂子（炒）、胡蜂子（炒）、黄蜂子各一分，白花蛇、乌蛇（并酒浸，去皮骨，炙干）、全蝎（去尾，炒）、白僵蚕（炒）各二钱，地龙（土炒）五钱，蝎虎（炒）三个，蜈蚣（炒）十条，丹砂三钱，雄黄（醋熬）一钱，龙脑五分。

用法：共为细末。每服一钱，蜜汤调下，一日三服。

【审查意见】此方搜风活血，清热解毒，麻风可用。

2. 麻风第二方（田藏）

主治：手足麻木，眉毛脱落，肉皮瘙痒、一切风疮等症。

组成：乌梢蛇、白花蛇、土蝮蛇各一条（酒浸三宿，取肉晒干），苦参末四两，皂角一斤（切，酒浸后去酒）。

用法：用水一碗，压取浓汁，石器熬膏，和丸，如梧子大。每服七十丸，煎通肾散下，以粥饭压之，日三服。三日一浴，取汗避风。

【审查意见】有疏通经络之效。

3. 麻风第三方（郝玉如）

主治：脾肺风毒攻注，遍身皮肤瘙痒。

组成：胡麻六两，荆芥穗四两，苦参四两，甘草二两，何首乌五两，威灵仙三两。

用法：共为细末，每服二钱，薄荷煎汤，兑白酒少许，送服。

【审查意见】可备用。

4. 麻风第四方（马智德）

主治：大麻风。

组成：大枫子一味。

用法：去壳，取仁，铜锅炒至三分红色、七分黑色为度。太过无力，不及伤眼。炒后，研成细膏，加红砂糖，用铜器盛之。向火上熬四五滚，倾在纸上，沥干，置地面使冷，以物盖之。每用三钱，细茶送服。一年忌房事、食盐并忌酱、醋、酒及鸡、鱼发气动风之物。

【审查意见】麻风专药，用之有效。惟有碍胃之副作用，胃弱者，须酌加他药为妥。

（九）癜风

1. 癜风第一方（米荣惠）

主治：专治白癜风。

组成：雄黄、朱砂、蛇蜕各等分。

用法：共为细末，以茄蒂蘸搽。

【审查意见】有杀菌解毒之效。

2. 癜风第二方（田藏）

主治：紫白癜风。

组成：乌蛇肉（酒炙）六两，枳壳（麸炒）、牛膝、天麻各二两，熟地四两，白蒺藜（炒）、五加皮、防风、桂心各二两（剉片）。

用法：同以绢袋包固，入无灰酒内浸七日，取出，每温服一小酒杯，久即尽消。

【审查意见】可资应用。

3. 癜风第三方（张士才）

主治：治白癜风方。

组成：蛇蜕（火煅）两条，轻粉二钱，枯矾二钱，白矾一钱五分，铅粉二钱，潮脑五分，制水银三分，麝香二分，金凤膏适宜（即白凤仙花之根茎一束，熬膏，须另作）。

用法：共研细末，和于膏内。寝前将面洗净，再涂之，旬余当可见效。

【审查意见】有杀菌止痒之效。

（十）腋臭

1. 腋臭第一方（唐明芳）

主治：腋下狐臭。

组成：大田螺一个，麝香三分。

用法：埋地七七日，取出。洗拭患处，以墨涂上，再洗有墨处，以螺汁点之，三五次即愈。

【审查意见】经验方，可资应用。

2. 腋臭第二方：生熟胆矾散（李守弟）

主治：腋下狐臭病。

组成：云胆矾五钱（半生半熟），腻粉少许。

用法：共为细末，每用五分，以自然姜汁调涂，十分热痛乃止。数日一用，以愈为度。

【审查意见】有防腐、燥湿之效。

3. 腋臭第三方（柳子和）

主治：腋气狐臭。

组成：巴豆仁一枚，田螺。

用法：取巴豆仁一枚，置田螺内，放置杯中，夏一夜，冬七夜，自然化水。常取搽之，久久绝根。

【审查意见】此经验方也，可以备用。

（十一）面疮

1. 面疮第一方（赵炳）

主治：面生毒疮。

组成：水蚰蜒一二条。

用法：用酱少许，共捣涂纸上，贴之即退。纸上留一小孔，以出气。

【审查意见】可资试用。

2. 面疮第二方（李汝舟）

主治：面部痤疮发赤者。

组成：雄黄、硫黄、川椒各等分为末。

用法：盛于疏稀布袋内，随时以布袋搽患处。

【审查意见】此方治疥癣尚可，用以治痤疮，恐效不确。

（十二）脱发

1. 脱发第一方（刘铭）

主治：预防脱发。

组成：用核桃十个，榧子三十个，侧柏叶半斤。

用法：捣烂微煎，待凉，装盒。以之搽发，则至老亦黑而不秃。

【审查意见】可资试用。

（十三）天疱疮

1. 天疱疮第一方（田之柱）

主治：天疱疮。

组成：黄柏末一钱，轻粉一钱，雄黄一钱，青黛二钱，滑石一钱，寒水石二钱，辰砂五分，铅粉二分，侧柏叶末一钱。

用法：研细末，丝瓜叶打汁，调搽即愈。

【审查意见】有防腐消肿之效。

2. 天疱疮第二方（张宽有）

主治：天疱疮。

组成：绿豆。

用法：装入磁瓶内，以毛竹筷一把，塞紧瓶口。再用瓦盆一个，底下打一孔，将瓶插于盆内，用糠炭屑烧之，其油即由筷头滴下，以碗收之。抹搽疮上，三次即愈。

【审查意见】可资试用。

（十四）黄水疮

1. 黄水疮第一方：猪胆膏（温月亭）

主治：小儿头热疮及黄水疮等。

组成：猪苦胆一个，猪板油一片，老松香一两，硫黄末少许。

用法：先将猪油隔水熔化后，加入胆汁，随加随搅，俟成米黄色为度。再加入余二味，搅匀涂抹患部，三日脱痂而愈。

【审查意见】通行方，有清热杀菌之效。

2. 黄水疮第二方：万应散（程振兴）

主治：黄水疮，疥疮，小儿乳疮；并治撞伤，犬咬伤溃烂不愈。

组成：陀僧一两，广皮五钱，官粉五钱，枯矾五钱，明雄五钱，上冰片二钱，白矾三钱，松香六钱，甘石一两五钱。

用法：共研细末，磁瓶收贮。上部用香油调搽，下部桐油调搽；若撞伤、犬咬，滑烂者干糁。

【审查意见】有杀菌、燥湿、解毒之效。

3. 黄水疮第三方

主治：一切黄水疮。

组成：飞矾、冰片、松香、官粉等分。

用法：研细面，香油调敷。

【审查意见】此方能渗湿杀菌，减少分泌物。黄水疮用之，当能见效。但是渗出物旺盛的，单用药面撒之即可，不必用香油调敷。

4. 黄水疮第四方

主治：凡大人、小儿头面黄水疮，流到即生，蔓延不休者。

组成：蚕豆壳（炒焦，研细），东丹少许。

用法：上二味和匀，以真菜油调涂，二日即愈。

【审查意见】存待试。

5. 黄水疮第五方

组成：川大黄二钱，银朱五分，枯矾五钱，松香五钱，官粉五钱。

用法：共为细末，香油调搽。

【审查意见】有消炎燥湿之效。

（十五）生发

1. 生发第一方（张沛南）

主治：生发。

组成：香瓜子。

用法：种后待其发芽，连根捣烂，涂头上疮疤，能生发。

【审查意见】可试用。

（十六）雀斑

1. 雀斑第一方：去雀散（赵庆山）

主治：面上雀斑。

组成：蓖麻子仁、密陀僧、硫黄各一钱。

用法：共研细，以羊髓和匀，每夜以少许擦之。

【审查意见】有润肤之效。久久行之，或可生效。

2. 雀斑第二方（刘铭）

主治：治雀斑方。

组成：猪牙皂角一两，紫背浮萍一两，青梅一两，樱桃一两，白附五钱，鹰屎白（即鹰粪）三钱，排香草三钱，冰片二分。

用法：共为细末，每早晚用少许于手心内，以水调浓，擦面上。良久以温水洗去，旬日其斑自落。

【审查意见】可试用。

（十七）乌发

1. 乌发第一方（张济民）

主治：乌发。

组成：桐木水。

用法：桐木水熬洗之，其黑如神。

【审查意见】存待试。

（十八）皮肤枯槁

1. 皮肤枯槁第一方

主治：皮肤枯槁如鱼鳞片。

组成：牛骨髓，苏合油。

用法：同熬，每日空心，用热酒调敷三匙。

【审查意见】有润肤之效。

（十九）痒症

1. 痒症第一方

主治：皮肤湿痒，不可忍耐。

组成：狼毒草、大枫子、木鳖子、砒霜各三钱，猪油二两。

用法：为末湿和，粗布包住，热擦之甚效。

【审查意见】杀菌力甚大，用治皮肤病相宜。

2. 痒症第二方

主治：遍身起疙瘩，痒如虫行者。

组成：白矾、雄黄等分。

用法：共研细，盐汤热洗之，三五次愈。

【审查意见】通行方，有效。

（二十）足底起泡

1. 足底起泡第一方

主治：凡行远路，足底起泡。

组成：生白面。

用法：生白面水调涂之，一夜即平。

【审查意见】存待试。

（二十一）囊风疮

1. 囊风疮第一方

主治：囊风疙瘩作痒，搔之作痛，并一切痒疮。

组成：硫黄、文蛤、槟榔、狼毒、川椒、枯矾、蛇床、大枫子各三钱。

用法：上药为末。香油一大盅，煎热，入皮硝三钱，再煎滚。用雄猪胆汁一个，和匀，调前药搽之。

【审查意见】功能燥湿杀菌，并能侵入深部组织内，阻止细菌发育，促进血液循环。因风湿而得之一切痒症，用之有效。

（二十二）美容术

1. 美容术第一方（李国英）

主治：美容术。

组成：以牛乳二分，与苹果液汁一分。

用法：两药相和，晨夕洗涤，必能容光焕发。

【审查意见】普通洗脸，加以少量牛乳，用之多时，面部即光泽滑润，此方亦滑润之品，可以应用。

十六、花柳病

（一）梅毒

1. 梅毒第一方（秦国桢）

主治：梅毒第二期，身发紫黑点者。

组成：杨梅核五个（清水粪缸内浸一个月，漂清，晒干研末），青果核五个（晒干研细末），茶叶末五分，朱砂五分，斑蝥二双，水银二分。

用法：将上药配和，装在旱烟管内，当烟吸完，痰涎唾出，内毒可解。以老鸦蒜、青叶煎洗患处，再搽金黄散、生肌散（药店均售）。干者麻油调搽，湿者用棉花蘸撒患部。

【审查意见】此方虽能见效一时，终非根本办法，且刺激神经，恐有中毒之虑，用时宜慎。

2. 梅毒第二方（卢育和）

主治：梅毒，各种疮毒，大便秘。

组成：桃花瓣。

用法：于三月内搽收，晒干研末，磁瓶收贮。梅毒每早服一钱，浓米汤送下；各种疮毒服一钱；大便秘服二分，米汤送下。

【审查意见】以桃花治各种湿热疮疖，或治大便秘，尚有通便行血之效。治梅毒恐无效。

3. 梅毒第三方（杜蓂）

主治：梅毒及下疳鱼口等疮。

组成：轻粉二钱，胡桃仁二钱，炒槐花二钱，红枣肉三钱，土茯苓钱半，连翘一钱。

用法：上药为末，捣枣肉为丸，分为三服。第一日鸡汤下，第二日陈酒下，第三日茶下，食煎服。五日疮干，七日痂落。

【审查意见】以轻粉、土茯苓治梅毒，或可见效，外用水银软膏收效较确。

4. 梅毒第四方（卢育和）

主治：梅毒下疳。

组成：斑蝥七个（同糯米炒，去米，去头、翅、爪），蜈蚣七条，全蝎七个，芒硝一钱，大黄二钱。

用法：同煎服。

【审查意见】毒气太大，体弱者勿用。

5. 梅毒第五方：轻粉胡桃丸（李守孝）

主治：杨梅毒疮。

组成：轻粉、胡桃仁、槐花（均炒研）各二钱，红枣肉二钱。

用法：共捣为丸，分作三服。初服鸡汤下，二日白酒下，三日茶下。三日服尽，五日疮干，七日痂落即愈。

【审查意见】此方与第三方惟差土茯苓、连翘两味，尚属可用。

6. 梅毒第六方（李雅菴）

主治：花柳皮肤发斑及鱼口便毒。

组成：轻粉二分，红粉二分半，朱砂二分半，儿茶一钱，杏仁五分，桃仁五分，黑芝麻一钱，胡桃二个去皮，青茶二钱。

用法：上药共研极细，炼蜜为丸，分做七粒。每日空心服用一丸，七日服完，青茶送下。

【审查意见】有攻毒破瘀之功，诊断确系梅毒，可以服用。否则不敢冒险。

7. 梅毒第七方（柳子和）

主治：杨梅第二期，遍体发斑，且有结痂。

组成：珍珠一钱，牛黄一钱，冰片一钱，滴乳石二钱，琥珀四钱，劈砂三钱，轻粉四钱（研粉）。

用法：入飞面四两，研极细和匀，香油调敷。

【审查意见】梅毒至第二期，非注射六零六，不能断根。此方系外治之一法，疮口破溃者，只可救急一时。

8. 梅毒第八方（霍泰生）

主治：杨梅疮初发。

用法：牵牛，研，取头末，以土茯苓自然汁泛丸，又以烧裤散为衣。每服一钱，生槐蕊四钱，以土茯苓汤送下。一日三服，半月有效。

【审查意见】效否未确，可备试用。

9. 梅毒第九方（霍泰生）

主治：杨梅疮。

组成：轻粉三钱，冰片五分，杏仁四十九粒（去皮尖，去油取霜）。

用法：将杏仁研极细，和轻粉、冰片研匀，猪脊髓膏调点。若疮面既大且硬，须先用白降丹少许，拔腐毒气后，用上药收口。

【审查意见】有去腐生肌之效。毒菌侵入血液，恐只外治，不能收功。

10. 梅毒第十方（霍泰生）

主治：杨梅初期，下疳或横痃（即鱼口）。

第一方：黄柏、黄芩、黄连、白及各五钱，川椒三钱，黄蜡五钱，食盐少许，煎汤洗之。

第二方：用前方，入好醋及冬青叶三四十片，去渣洗之。

第三方：土菖蒲，煎汤洗疮能收口。

【审查意见】可于初起时试用之。

11. 梅毒第十一方：仙遗汤，又名五宝散（王舜忱）

主治：梅毒痈疖多年不愈者。

组成：琥珀、珍珠（豆腐皮包，蒸）各二钱，朱砂、冰片各一钱，石钟乳四钱。

用法：如鼻烂加辛夷三钱，引药上行。以上各药，研极细，和一处再研，愈细愈妙，磁罐密收，用药二钱，加飞罗面八钱，再研和匀。每用土茯苓一斤，水八碗，煎至五碗，滤去渣滓，作五次服之。每次加前药末一分，和匀，日服十次。

【审查意见】内服功效不著，须兼外治为安，如至鼻烂时期，此药恐亦无效。

12. 梅毒第十二方：结毒紫金丹加减（霍子实）

主治：梅毒阴虚，毒火上攻，喉疳腐烂，头痛鼻塞，肢节酸楚。

组成：元武板四钱，甘中黄八分，连翘壳三钱，丝瓜络二钱，生石决明八分，胡黄连六分，寒水石三钱，仙遗粮四钱，朱茯神三钱，忍冬藤三钱，飞滑石三钱。

用法：水煎服。五宝丹五分，分五次开水送下。

【审查意见】能解血中之热毒，作暂时救急剂可用。

13. 梅毒第十三方（廉杰）

主治：杨梅初起。

用法：先用洗方：生甘草、金银花、白芷、槐花、土菖蒲各五钱，煎汤洗之；后用熏方：臭梧桐、金银花、野菊花各一两；再用涂方：罗松、杏仁皮、松花粉各一钱，冰片一分，鹅胆汁调涂。

【审查意见】按：处方所法，为梅毒初起、下疳或横痃之疗法，尚属可用。

14. 梅毒第十四方（景寿轩）

主治：杨梅疮毒。

组成：白花蛇（酒炙）、龟板（酥炙）、穿山甲（炙）、露蜂房（炙）各一钱，大连翘（酒炒）、土茯苓各五钱，朱砂一钱。

用法：研末，红枣肉丸如梧子大，每用白汤送下七丸。

【审查意见】以毒攻毒，初期可用。

15. 梅毒第十五方（李银亮）

主治：杨梅毒疮年久者。

组成：轻粉一两，血余七钱，黄丹七钱，官桂三两。

用法：共合一处，好麻油调和，粗碗盛之。用祁艾四两，分作四处，放在瓦上烧着。将药碗合在祁艾上，火熏之，烟尽取碗搅之，又熏再搅，如此四回，瓦艾尽搅完。以白开水洗净疮，用药摊贴疮上，一日一换，七日就能生肌。

【审查意见】本方之能见效者，以其轻粉内含汞质，系专治梅毒之剂。

16. 梅毒第十六方（白耀亭）

主治：杨梅疮第二期。

组成：花蛇一钱，银朱二钱，铅二钱，汞二钱。

用法：共为末，作纸捻九条，每以一条于灯盏内，香油浸，点灯安烘炉里。放被中盖卧熏之，勿令走风，一日三次。

【审查意见】熏不如洗，可将药作成软膏贴之，效力较大。

17. 梅毒第十七方（严级芑）

主治：杨梅疮脓水淋漓者。

治法：滑石、黄柏、绿豆各等分研末筛过掺之；或以粉甘草、金银花研末敷之亦效。

【审查意见】有吸脓燥湿之效。粉草、银花，宜煎汤服。梅毒之传染，有直接、间接二种。直接者，系与染病人相互接触而得；间接者，系由空气呼吸而得。故直接多先发下疳、横痃等；间接多由呼吸器直接入血液，先由鼻部或口腔、咽喉等发作。且所发之疮，多系干性，不红肿，周围高而中间陷，并无所谓脓水淋漓者，或以粉甘草、金银花，研末敷之亦效，此其与各种疮疖不同点。

18. 梅毒第十八方：土茯苓汤（赵青松）

主治：杨梅毒第二期，初觉血液发热者。

组成：土茯苓一两，薏仁、银花、防风、木瓜、木通、白鲜皮各一钱，皂荚子五分，地肤子三钱。

用法：水煎服，一日三服。如久病气虚者，加入人参一钱；血虚者，加当归一钱。

【审查意见】有解毒清热之效。

19. 梅毒第十九方：清毒散（刘铭）

主治：小儿胎中先天遗传梅毒。

组成：白炉甘石一钱（煅过，淬入黄连汁内三次、童便内四次），黄柏七分（猪胆涂炙七次），紫甘蔗皮五分（烧存性），儿茶五分，绿豆粉七分（炒），冰片五分，赤石脂五分（煅）。

用法：共为末，先用麻油入蛋黄，煎黑去黄，候冷调搽即愈，内服丸药。

【审查意见】有解毒、杀菌、消炎之效。

20. 梅毒第二十方

主治：第二期梅毒，已发斑点或横痃者。

组成：轻粉二钱，蜂蜜一两，杏仁（生）、桃仁（炒）、胡桃仁各三钱，武夷茶三钱。

用法：为丸，每日以武夷茶送下一丸，忌铁器。

【审查意见】梅毒至第二期，深入血液，全身发现斑点，或仅鼠蹊部（即大腿根与腹下部间名腹股沟处）发作。而已溃者，用之能泻血中之毒，阻杀细菌发育。

21. 梅毒第二十一方

主治：横痃（即鱼口）。

组成：全蝎四个，蜈蚣二条，蛇蜕一副，斑蝥三个。

用法：研末，入鸡子内，糊口，木炭火煨熟。再研末，黄酒调服。

【审查意见】以毒治毒，尚可应用，体虚者慎之。

22. 梅毒第二十二方

主治：遍身头面红赤肿痛，鱼口，便毒，极甚者。

组成：土茯苓五钱，银花一钱，花粉钱半，蜈蚣三条（去足），蒂丁一钱，蒲公英一钱，薏仁钱半，穿山甲三片（炒），全蝎三个，生大黄五钱，天虫钱半（炒），芒硝五钱，蝉蜕钱半，土木鳖五分（去壳切片），生甘草五分，大斑蝥五分（去头、翅，糯米拌炒），老姜三片。

用法：上以河水二碗，煎至一碗半，滤出，露一宿。去其沉淀之浊者不用，取上面之清者，空心温服。临睡时口咬芦管，使火毒从上而出。大便泄数次之后，以猪肉、好酒啖之，泄止疮愈，再服后方调理而痊。

调理丸方：

组成：槐米四两，川萆薢四两，白藓皮三两，苍耳子二两，甘草一两，连翘二两，地肤子二两，胡麻仁二两，金银花三两。

用法：以上共炒磨末，蜜丸桐子大，早晚以土茯苓五钱煎汤送下三钱，忌食茶。

【审查意见】有杀菌、消炎、通便之功，体质壮实而病毒剧烈者，可资选用。

23. 梅毒第二十三方

组成：水银、木香末、大红枣肉（蒸熟去皮核），三味等分。

用法：共捣成泥，分为七丸，如病重丸大，病轻丸小，亦须指头大。每取一丸，放在煨炭火内煅出烟后，用笔管吸之，早晨空心为宜，七日保好。若上火口上疼痛，内服山豆、桔梗、银花等药，忌发物，如能在一年内吃谷米饭更妙。

【审查意见】有杀菌、行气、健胃之功，为姑息疗法，所云七日保好，亦属过夸之词。须用根治驱梅疗法如“六〇六”“九一四”等方，为有效。

（二）下疳

1. 下疳第一方（王好问）

主治：男、妇软性下疳溃烂，流水不止。痛若针刺，久不收口。

组成：银粉一钱，黄柏一钱，轻粉一钱，珍珠八分，象牙一钱，五倍子一钱，儿茶钱半，没药一钱，乳香钱半，冰片一钱。

用法：共研细面，先以过锰酸钾水或白开水洗净患处，再撒此粉。

【审查意见】下疳有硬性、软性两种。硬性者，为梅毒初期症候，尚未传至血液。此期如果治愈，嗣后决少再犯。此方对于制腐、杀菌、消炎当属有效，再以水银软膏贴之，见效更捷。

2. 下疳第二方（王好问）

主治：软性下疳，溃烂流臭水，久不收口。

组成：白田螺壳一钱，儿茶二钱，轻粉一钱，麝香五厘，冰片一钱，乳香一钱。

用法：共研细末，以泔水洗净患处，撒上药。

【审查意见】防腐止痛，轻症有效。

3. 下疳第三方（朱元吉）

主治：下疳溃烂。

组成：白田螺壳（煅）三钱，轻粉一钱，冰片三分，青黛二钱，煅石膏三钱，麝香三分。

用法：先用过锰酸钾水或白开水将患部洗净，再将此药为细末，香油调敷。

【审查意见】防腐生肌，止痛消炎，有效。

4. 下疳第四方（严级苣）

主治：阴头下疳。

组成：炉甘石五钱，儿茶钱半。

用法：研细末，香油调敷即效。先将患部洗净，再上药。

【审查意见】轻症可用。

5. 下疳第五方（王培卿）

主治：硬性下疳如颗粒状者。

组成：鲜小蓟、鲜地骨皮各三两。

用法：煎浓汁洗之，一日三四次。

【审查意见】硬性下疳，初起如颗粒者，每日用白开水或百分之三过锰酸钾水洗数次，即可告愈。

6. 下疳第六方

主治：软性下疳。

组成：甘石一钱，青黛五分，冰片二钱，马前子一钱（焙炙）。

用法：为极细末，将患部洗净，干糁之。

【审查意见】已溃者可用。

7. 下疳第七方

主治：男女软性下疳。

用法：母猪粪用黄泥包住，煅存性，为末，以开水洗净患部，搽之甚效。

【审查意见】母猪粪能否治好，尚未敢必，暂留待试。

8. 下疳第八方

主治：软性下疳及绣球风。

组成：狼毒、防风、苦参、蛇床子、当归等分，猪胆一个。

用法：用水二碗，砂锅煎，熏洗数次。

【审查意见】杀菌，消毒，燥湿，但力量不甚大，轻症用之，或许见效。

9. 下疳第九方

主治：疳疮湿烂。

组成：地骨皮（烧存性）一两，冰片一钱。

用法：干糁患处，三日必愈，至妙之良剂也。

【审查意见】此方有消除炎症之效，但绝非根治良法，宜参用全身驱梅疗法，方能有效。

（三）淋浊

1. 淋浊第一方（戴河清）

主治：热淋尿不利且觉疼者。

组成：虎杖草、合欢草、滑石、甘草各等分。

用法：共为末。每服一钱，生姜汤饮下，日三服。

【审查意见】利水而泄膀胱之热，可用。

2. 淋浊第二方（孙逸圣）

主治：凡一切气淋、血淋、砂淋等症。

组成：滑石二钱，琥珀（研末）冲服，木通、萹蓄、木香、当归、川郁金各一钱。

用法：水煎，冲琥珀末服。

【审查意见】有解郁、杀虫、泄热、利水之功能。

3. 淋浊第三方

主治：砂石淋。

组成：虎杖草（用根，剉碎）二钱，琥珀钱半，龙胆草三钱，扁竹二钱。

用法：以上各药，入水煎一茶盅，去渣滓，再入麝香、乳香少许，微煎温服。一二次即愈。

【审查意见】清血热利尿有效。

4. 淋浊第四方：莲房散（赵复性）

主治：小便血淋症。

组成：莲房二个（烧存性，为末），麝香少许。

用法：每服二钱半，米引下。日二服，如上法三日即愈。

【审查意见】止血止痛，治轻症血淋有效。

5. 淋浊第五方：鸡内金散（赵秀松）

主治：小便淋沥，痛不可忍者。

组成：鸡内金（阴干者）五钱。

用法：烧存性，作一服，白汤下立愈。

又治走马牙疳，用不落水之鸡内金五枚，枯矾五钱，共为细末，搽之立愈。

又鸡肠烧存性，治小便遗溺不禁，又止遗精白浊，但男用雌鸡，女用雄鸡，又乌鸡肋骨一两，酥炙黄，生地黄焙干二两，共为细末，每服一钱，用饭调下，治小儿瘦，食不生肌症。

【审查意见】此系古方，能除热止烦，可用。

6. 淋浊第六方：石韦滑石散（赵秀松）

主治：小便淋痛尿频数者。

组成：石韦二钱半（去毛），滑石三钱，车前三钱，木通二钱。

用法：水煎服。

【审查意见】消炎止痛，能解膀胱湿热，利尿有效。

7. 淋浊第七方

主治：湿热白浊。

组成：六一散（即益元散）。

用法：温开水调服三钱即愈。

【审查意见】六一散为滑石、朱砂、甘草，本为夏季清热解暑之药，用于白浊之轻症有效。

8. 淋浊第八方

主治：凡少年恣欲不遂，相火郁结，兼受湿热，而患白浊。

组成：大黄三钱，放入无骨鳗鱼内。

用法：蒸热凉燥，炒研细末，以温水调下，即愈。

【审查意见】用大黄泻热，亦可减轻症状，非根治办法。

9. 淋浊第九方

组成：鸡屎尖白如粉者（炒研）。

用法：丸小豆大，每服三五丸，酒下，四五服小便自利。

【审查意见】用治石淋有效。

10. 淋浊第十方（赵兰生）

主治：淋病。

组成：地肤子八钱，紫菀三钱，木通三钱，红花二钱，蚕沙二钱。

用法：水煎服。

【审查意见】热性淋病可用。

11. 淋浊第十一方

主治：下元虚寒而作白淋。

组成：吴萸。

用法：烧酒煎浓汁饮之，身盖被出汗自愈。如不效，仍照前服之。若尿不出，加韭菜子、地肤子、车前子、芫荽子、银花，开水冲服，服后发渴而愈。

【审查意见】寒证可用，每用五分。但吴萸本身无发汗之效。

12. 淋浊第十二方

主治：血淋尿盆内而凝成如鼠形者。

组成：牛膝、麝香、乳香少许。

用法：浓煎牛膝，加麝香、乳香少许服之，甚效。

（四）横痃

1. 横痃第一方（严级芑）

主治：鱼口便毒，西名横痃。

组成：川军三钱，木鳖子三个，穿山甲三片，炒僵蚕二钱，归尾三钱，二丑钱半，甘草节一钱。

用法：水煎服，引用黄酒。

【审查意见】功能杀菌防腐，且为攻破峻剂，体壮实者可用。黄酒作引，能直达患部深组织内。

2. 横痃第二方（王好问）

主治：专治花柳鱼口未溃破者。

组成：桃仁钱半，红花三钱，蜂房钱半，轻粉三钱。

用法：共为细末，炼蜜为丸。每副分成七丸，每日服一丸，空心，温酒或开水送下。

【审查意见】解毒，清血，可用。

十七、眼科

（一）雀盲

1. 雀盲第一方（赵兰生）

主治：青盲不见。

组成：夜明砂（糯米炒黄）一两，柏叶（炙）一两。

用法：共为末，牛胆汁和丸梧子大。每夜临卧时，竹叶汤送下二十丸，至五更，米饮下二十丸，连服三日即效。

【审查意见】有清凉明目之效。

2. 雀盲第二方（杜萸）

主治：雀目，黄昏时目昏暗不明。

组成：决明子一茶碗，地肤子五两。

用法：为末，米饮为丸，如梧子大。每晚临卧米汤送下三十丸。

【审查意见】古方，有明目消炎之效。

（二）息肉

1. 息肉第一方：辰砂去息散（李守孝）

主治：目膜息肉。

组成：辰砂一两。

用法：五月五日研匀，入铜器中，以浆水一盏，冰水一盏，浸七日，晒干，铜刀刮下，再研，入瓶内收藏，每点少许于眦内。

【审查意见】《圣济总录》之陈方，可备试用。

2. 息肉第二方

组成：石蟹钱半（生研末），羚羊角一钱，草决明一钱，连翘钱半，白蒺藜一钱，龙胆草五分（酒炒），甘菊八分，木贼草五分，防己一钱，茺蔚子一钱。

用法：水二盅，煎八分，食后服。

【审查意见】古方，可用。

（三）眼翳

1. 眼翳第一方：草花膏（严级苣）

主治：明目祛翳。

组成：羯羊胆十余枚。

用法：在腊月天，取羯羊胆十余枚，以蜂蜜装满，纸套笼住，悬檐下。俟霜出，刮下点眼角，神效。

【审查意见】可资应用。

2. 眼翳第二方（戴河清）

主治：眼生翳膜，经年难治。

组成：炉甘石四钱（煅），银朱二分，冰片二分，麝香三厘，硝石五分。

用法：以上共研极细末，冷水调蘸点患处，日点三次。

【审查意见】消炎腐蚀可用，惟年久者，恐无大效。

3. 眼翳第三方：治眼内云赤验方（米荣惠）

主治：专治眼内云赤。

组成：望月沙、白蒺藜各二两。

用法：上药共为细末，过箩，每服二钱，白水送下。

【审查意见】有明目清热之效。

4. 眼翳第四方：神效眼药（廉杰）

主治：眼目昏花，星障云翳。

组成：炉甘石三钱，地栗粉三分，硼砂二钱，血竭钱半，冰片五分。

用法：研细，清茶点之。

【审查意见】有清热、散风、活血、明目之效。

5. 眼翳第五方：五子补肾明目丹（白靖斋）

主治：肾虚眼目不明，瞳入内障等症。

组成：枸杞子一两，云故纸一两，覆盆子一两，楮实子一两，菟丝子一两，煅磁石二两，金石斛一两，楠沉香一两，粉丹皮一两，云茯苓二两，肉苁蓉两半，杭菊花二两，巴戟肉一两，东人参一两，生白芍二两，当归片二两，九熟地两半，大青盐一两，车前子二两，龙衣一两，草决明一两，羚羊角八钱，山萸肉一两，炒山药二两。

用法：共为细面，蜜为丸，如梧桐子大。每服三十五丸，空心开水送下。

【审查意见】助气血，补肝脾，清热而健肾，兼用外治诸药，则效尤捷。

6. 眼翳第六方（姚乃德）

主治：目翳赤障。

组成：炉甘石三钱，夜明砂二钱，人指甲一钱，珍珠五分，玛瑙五分，石决明二钱。

用法：研末作锭，时时点之。

【审查意见】有清热、明目、退翳之效，其用法不详，此处为之补充：用时以少量之清水滴碗底上（须粗糙者，否则不易磨下），将药锭入水内磨之，如磨墨状，见药色浓厚即可，点目两眦内。

7. 眼翳第七方（刘铭）

主治：治移眼中之星，眼珠起星。

组成：黄柏。

用法：以黄柏缚置足心即去，甚验。

【审查意见】可试用，但效缓耳。

8. 眼翳第八方（严级苣）

主治：目翳。

组成：青鱼胆、鲤鱼胆、青羊胆、青牛胆各五钱，熊胆二钱半，入麝香少许，石决明一两。

用法：共为细末，米糊为丸，如梧子大。每次空心开水送下十丸即效。

【审查意见】有清热去翳之效，为丸剂恐效迟缓。

9. 眼翳第九方：消障散（李守弟）

主治：多年障翳。

组成：花蕊石（煅存性研）、防风、川芎、菊花、白附子、牛子各一两，炙草五钱。

用法：共为细末，每服五分，茶水下。

【审查意见】有散风明目之效，并兼外治点眼之药，则效更捷。

10. 眼翳第十方（赵炳）

主治：去目翳肉。

组成：蕤仁五分（去油），青盐一分，猪苓子五钱。

用法：共捣二千下，如泥，收贮瓷瓶，每以少许点目角。

【审查意见】此方有刺激性，对于本症，尚可暂时用之。

11. 眼翳第十一方（房西亭）

主治：目生翳肉。

组成：杏仁三两。

用法：去皮，面裹作三包，糠火煨熟，去面研烂去油。每用一钱，入铜绿一两，再研匀，以少许点眼角即效。

【审查意见】通行方可用。

12. 眼翳第十二方：洗眼明目水（赵亚曾）

主治：专治男女双目不明。

组成：当归、黄连、铜青、皮硝各五钱。

用法：以冷水两碗，连药装入瓶内，埋在南背阴，二十一日取之，候用。埋时须以每月所定之日斯有效，一月五日，二月二日，三月三日，四月九日，五月五日，六月四日，七月十日，八月九日，九月十三日，十月十三日，十一月四日，十二月十三日。每晚临睡时洗一次。

【审查意见】有云翳者可备用，但铜青、皮硝恐致作痛，用时慎之。

13. 眼翳第十三方：明目散（严级苣）

主治：劳伤肝气，以致目暗。

组成：以萤火虫十四个装入鲤鱼胆内。

用法：阴干，百日取之，为末，用少许蘸青水点眼角，不到半月，自能收效。

【审查意见】效否待试。

（四）迎风流泪

1. 迎风流泪第一方：杞菊丸（范在庚）

主治：目疾，迎风流泪。

组成：九熟地一两六钱，炒山药八钱，净山萸八钱，茯苓块六钱，西枸杞八钱，砂仁六钱，甘菊花八钱，炙甘草六钱。

用法：共为末，蜜丸，每次开水下二钱。

【审查意见】古方加减，滋补肝肾，可用，但为丸剂，恐效较缓。

2. 迎风流泪第二方（沈伯超）

主治：迎风流泪。

组成：菟丝饼六钱，川女贞四钱，甘枸杞四钱，杭白芍三钱，杭菊花三钱，密蒙花二钱，炉甘石钱半，谷精珠钱半，木贼草钱半，柴胡钱半，楮实一钱，薄荷八分，蝉蜕八分。

用法：临睡时空心煎服。

【审查意见】明目散风，滋补肝肾，有效。

3. 迎风流泪第三方（杨维舟）

主治：眼目烂弦，迎风流泪。

组成：炉甘石（煅，童便淬七次）一钱，石膏一钱，海螵蛸三分，片脑、麝香各一分。

用法：共研细末，每以少许点之，即效。

【审查意见】通行方可用。

4. 迎风流泪第四方（王俊）

主治：迎风流泪，畏日羞明，风火烂眼。

组成：制炉甘石、地栗粉、朱砂各五钱，冰片钱半，蕤仁霜二钱，海螵蛸九钱，月石四钱（煅），麝香五分。

用法：研极细末，临卧时，黄连膏和白蜜调匀，点大眼角内。

【审查意见】经验通行方可用。

5. 迎风流泪第五方（王俊）

主治：风火烂眼，迎风流泪。

组成：炉甘石（煅赤）、石决明各钱半，冰片、当门子各二分，青盐五分，硼砂（煅）五分。

用法：研细末，用少许，井华水调点两眦。

【审查意见】有清热明目，燥湿止痒之效。

（五）眼赤痛

1. 眼赤痛第一方（李士英）

主治：风火眼赤疼。

组成：胆矾三钱，银花三钱，紫草二钱，木贼草钱半，防风一钱，桑叶一钱。

用法：煎汤洗之。

【审查意见】有清热散风之效。胆矾，即化学上之硫酸铜，有腐蚀收敛之力，故外用于一切风火烂眼，确有效。

2. 眼赤痛第二方：神消散（李银亮）

主治：眼内黄膜上冲，赤膜下垂。

组成：黄芩、蝉蜕、甘草、木贼各五钱，谷精草、苍术各一钱，蛇蜕（炒）三条。

用法：上共研为末，每服二钱，夜卧冷水调服。

【审查意见】风热证可用，有祛风、凉血、清热之效。

3. 眼赤痛第三方：清上明目汤（程振兴）

主治：风热上入空窍，目珠血丝，缕缕红胀痛。

组成：制透酒军五钱，荆芥三钱，杭菊花三钱，苏薄荷钱半，连翘三钱。

用法：共为细末，每日食后，用白沸水冲服三钱。

【审查意见】清热散风有效。

4. 眼赤痛第四方（戴河清）

主治：大人、小儿风毒红眼，肿痛痒涩，昏暗羞明等目疾。

组成：滑石（研末）、黄连、秦皮各一两。

用法：沸汤泡，待温热频洗目。

【审查意见】风火眼可用，有清热消炎之效。

5. 眼赤痛第五方（米荣惠）

主治：专治烂红眼。

组成：雄猪油（炼净）一两，川椒（去核，开口者）三钱，铜绿五钱。

用法：共为末，将猪油置砂锅内化开，入川椒熬枯去渣，加铜绿搅和成膏，睡时敷眼边周围，次早洗去，数次即愈。

【审查意见】川椒点眼，刺激过甚不妥。

6. 眼赤痛第六方：消风养血汤（刘铭）

主治：目赤肿痛。

组成：荆芥、蔓荆子、菊花、白芷、麻黄、防风、桃仁（去皮尖）、红花（酒炒）、川芎各五分，当归（酒洗）、白芍（酒炒）、草决明、石决明、甘草各一钱。

用法：水煎服，三剂即效。

【审查意见】通行方，有活血散风之效。

7. 眼赤痛第七方（温松照）

组成：黄连、丹皮、泽泻、灯心、白芍各二钱，木通、菊花、归尾各钱半，生地、猪苓、青皮二钱半，密蒙花二钱，谷精草二钱。

用法：水煎温服。

【审查意见】清热散风明目之品，用治眼目赤痛有效。

8. 眼赤痛第八方：一抹膏

主治：眼眶湿烂红赤。

组成：二蚕沙（真麻油浸三日）。

用法：研细末涂患处，不论新久，一二次即愈。

【审查意见】有燥湿去风之效。

9. 眼赤痛第九方

主治：风火暴发眼疼。

组成：海盐二两四钱，白矾二两四钱，

用法：共研细末。古铜钱廿四个（朝代要多），用水一罐，将铜钱放在内，晒三伏即成，洗眼甚效。

【审查意见】能减少分泌，消退炎性，结膜炎用之有效。

10. 眼赤痛第十方

主治：风火眼疼。

组成：归尾、防风、菊花、青盐、胆矾各等分。

用法：用开水冲起，露打一夜，新棉花蘸，不拘时洗之。

【审查意见】普通用方，遇风火眼疼，可以采用。

11. 眼赤痛第十一方

组成：赤芍二钱，防风二钱，当归二钱，黄连一钱，杏仁十粒。

用法：水煎半碗，入人乳少许，乘热洗之，四五次即愈。

【审查意见】此方有消炎、散风、活血之效。

（六）脓漏眼

1. 脓漏眼第一方

主治：新产小儿，月内或月外，两目红赤，涩闭肿烂不开。

组成：曲蟮泥。

用法：曲蟮泥捣涂囟门，干则再换，不过三次则愈。

【审查意见】有清热之效，兼用新绵蘸硼砂水洗之更善。

（七）视物反常

1. 视物反常第一方

主治：一物视为二个或数个；平正者视为歪斜者；歪斜者视为平正。

组成：常山五钱，参芦三钱，甘草一钱，生姜五片。

用法：水二碗，煎八分，空心服，吐痰即愈。

【审查意见】一切怪症，皆为痰所作祟。本方有吐痰之功，当有效。

（八）眼花

1. 眼花第一方

主治：花眼复明，易如反掌，未花者可使永远不花，已花者可使复明，日常行之，不可间断。

治法：每晚睡醒时，用自己唾沫抹眼或左右手，均用四指（即无名指，又名药指），在舌尖上取沫抹眼，干了再抹，下床亦抹，饭后不必抹。又每早天将明未明时起来，站在当院，或空地面，向东方将头抬起，目睁圆，向上望约一分钟工夫，用治眼疾，效力甚大。

【审查意见】存待试用。

2. 眼花第二方

主治：老人眼花双目不明。

组成：杏叶十片。

用法：无根水一碗煎八分，澄清洗之。至一年，目如童子。洗目日期，开列于后：正月初九，二月初十，三月初五，四月初一，五月初五，六月初七，七月初七，八月初九，九月初七，十月初十，十一月初九，十二月廿二，如遇闰月照上月日期洗。

【审查意见】存待试，洗目日期，不必拘泥。

十八、耳科

（一）耳聋

1. 耳聋第一方：聪耳芦荟丸（王舜忱）

主治：专治肝胆有火，耳内蝉鸣，渐至重听，不闻声息者。

组成：芦荟、大黄（蒸熟）、青黛、柴胡各五钱，龙胆草、当归、山栀、青皮、黄芩各一两，广木香一钱，南星三钱，麝香五分。

用法：共研极细末，神曲糊为丸，绿豆大。每服二十一丸，食后姜汤送下，日服三次，茶清亦可。

【审查意见】泄肝热而解郁，可用。

2. 耳聋第二方：驴脂膏（赵秀松）

主治：专治耳聋。

组成：黑驴脂少许，鲫鱼胆一个，生油五钱。

用法：和匀，纳葱管中七日，取滴耳中，日二次。

又方：用驴髓前脚胫骨，打破取髓，以棉点入耳内，侧卧候药行，不可多用。以白色者为上，黄色者不可用。

【审查意见】耳聋原因不一，此方所治，不知属于何种。

3. 耳聋第三方：舒肝滋肾散（石玉）

主治：耳聋，聤耳流脓。

组成：苦丁茶钱半，青黛三钱，元参七钱。

用法：共研细末，每服二钱，白开水送下。

【审查意见】充血性耳聋可用。

4. 耳聋第四方

主治：虚火上炎耳聋。

组成：芥菜籽。

用法：捣碎，以人乳调和，绸布裹住，塞入耳内，一日一换，一次即愈。

又方：用巴豆一粒，去皮膜，慢火极热，次以蒜瓣剜孔，入巴豆，绸裹住，塞入耳内，三次即效。

【审查意见】芥子开胃豁痰，巴豆开通闭塞，如因肝肺胃虚火上炎耳聋者，初起可用。

5. 耳聋第五方

主治：肾虚耳鸣耳聋。

组成：椒目、巴豆、菖蒲等分碎末，用松脂、黄蜡熔和为挺。

用法：插入耳中，一日换一次。或用猪肾切片，以骨碎补研末掺和，煨热食之即通。

【审查意见】第一方椒目、菖蒲，功能祛风，开窍，行滞，实证初起可用；第二方猪肾骨碎补，肾水亏损者，用之相宜。

6. 耳聋第六方

主治：肾虚耳聋。

组成：肉苁蓉三两，熟地八两，肉桂、附子各三钱，人参三钱，白芍二两，黄芪四两（蜜炙），羌活、防风各一两五钱，泽泻一两二钱，枣皮四两（酒蒸），菟丝子四两（酒蒸）。

用法：用羊肾一对，去筋膜，同苁蓉、熟地捣成膏，其余各药，为末，蜜丸梧子大，每早盐水送下五钱。

【审查意见】滋阴补肾能用。

7. 耳聋第七方

主治：痰火上攻，耳鸣，耳聋。

组成：半夏、赤茯苓、陈皮、甘草、萹蓄、木通、瞿麦、黄柏各一钱（盐炒）。

用法：姜三片为引，水煎服。

【审查意见】有降痰利尿清热之效。

8. 耳聋第八方：聪耳丸

主治：诸般耳聋。

组成：北细辛一钱，黄蜡。

用法：北细辛一钱为末，与黄蜡熔化为丸，如鼠粪大，以棉裹塞耳，一二次即愈。戒恼怒。

【审查意见】风火耳聋用之，有散风通窍之功。

9. 耳聋第九方

组成：好磁石二块，麝香少许。

用法：好磁石二块，剉如枣核大，搽麝香少许于磁石上，塞两耳中，口中噙生铁一块，候一时，两耳气通，飒飒有风为度，用三五次可愈。

【审查意见】存待试。

（二）旋耳疮

1. 旋耳疮第一方：治耳烂验方

主治：小儿耳疮，俗名旋耳疮。

组成：轻粉，大枣仁灰等分

用法：为末，用香油调搽。

【审查意见】能吸收毒液，而达收口之效。

（三）耳疔

1. 耳疔第一方：冰榴散（赵青松）

主治：专治耳丁症。

组成：石榴花之外皮一个（烧存性），冰片少许。

用法：共为细末，吹耳内，如此三四次即愈。

【审查意见】有消炎止痛之效。

2. 耳疔第二方

主治：聤耳出脓。

组成：文蛤一两（焙干），全蝎三钱（烧存性），胭脂五钱（烧存性），麝香一分。

用法：研末掺耳中。

【审查意见】聤耳，一名耳漏，又名耳道炎，为耳孔之慢性脓症，其原因大抵由鼻及咽喉炎间接而来。此方有吸收毒质、制止分泌、止痛开窍之功，当有效。

3. 耳疔第三方：治聤耳脓血验方（杜蓂）

主治：小儿聤耳流脓。

组成：海螵蛸五分，麝香一厘。

用法：为细末，用棉纸拭净脓血，然后吹入耳中。

【审查意见】止痛，收敛，有效。

（四）耳疮

1. 耳疮第一方（杜蓂）

主治：耳内外生疮，日久不愈。

组成：麝香七分三厘，干胭脂五分，枯矾七分五厘。

用法：为细末，掺耳疮上，即愈。

【审查意见】有解毒、吸收、通窍之效。

（五）脓耳

1. 脓耳第一方（王培卿）

主治：耳内肿烂。

组成：田螺水。

用法：田螺水滴入内即愈。其法，以刀去螺底少许，水即流出，即以滴耳，尽取其性凉，按旧传之象，须以冰片少许，入田螺中，似较近理。

【审查意见】有止痛消炎之效。只用田螺水，其力微弱，宜加以冰片。最好标本兼治，其效尤速。

2. 脓耳第二方：耳内流脓方（严级苣）

组成：蚕尿。

用法：用蚕尿灌入耳内，一次只三四滴，久即见效。

【审查意见】有清热之功，轻症可用。

3. 脓耳第三方

主治：大人小儿，肿痛流脓，一切火症。

组成：番木鳖一个。

用法：水磨，滴耳内即愈。

【审查意见】有清热之功。

（六）蚰蜒入耳

1. 蚰蜒入耳第一方：蚯蚓水（赵秀松）

主治：蚰蜒入耳。

组成：蚯蚓。

用法：蚯蚓为末，入葱内化水，将此水点入耳内，将蚰蜒亦化为水。

【审查意见】通行方，可用。

2. 蚰蜒入耳第二方（赵秀松）

主治：蚰蜒入耳。

组成：硇砂、胆矾等分为末。

用法：吹耳内少许，将蚰蜒化为水。

【审查意见】有杀菌之效，可资试用。

（七）耳痛

1. 耳痛第一方

主治：如有虫在耳内奔走，或血水流出，或干痛不止。

组成：蛇蜕。

用法：烧存性，研末，用鹅毛管吹入立愈。

【审查意见】存待试。

（八）耳鸣

1. 耳鸣第一方

主治：风邪入耳虚鸣。

组成：川芎、当归、杭菊花各一钱，生白芍、石菖蒲、蔓荆子各七分，薄荷叶五分，生石膏二钱，白僵蚕二钱。

用法：水煎温服。

【审查意见】此方散风有效。

十九、鼻科

（一）鼻衄

1. 鼻衄第一方：仙传百草霜丸（郑世贤）

主治：一切吐血、鼻血及七窍流血、失血等症。

组成：百草霜三钱，陈皮二钱，山栀炭一钱，生白芍二钱，三七一钱，连翘一钱，灯心炭一钱。

用法：各为细末，糯米粥取汁为丸，如粟米大。每服一钱，白温水送下，神效。

【审查意见】用于血热妄行者，可用。

2. 鼻衄第二方（李国英）

主治：治鼻衄方。

组成：白茅根。

用法：余前患鼻衄，遍觅良方，治均无效，后用白茅根煎汤代茶，饮之，连饮数剂，居然除根，久不复发，是诚治鼻衄之真良方也。

【审查意见】系通行方，有凉血之效，由热血上溢鼻腔者可用。

3. 鼻衄第三方：治鼻衄验方（杜蓂）

主治：鼻内流血不止。

组成：血余灰、百草霜、棕皮灰、三七叶等分。

用法：研为细末，吹入鼻内其血立止。

【审查意见】通行方，专治局部止血之用。

4. 鼻衄第四方：五黑散（郭凤岐）

主治：鼻孔流血不止。

组成：大蓟一两，小蓟一两，白芷三钱（炒黑），栀子三钱（炒黑）。

用法：共为细末待用，每服一钱，以温水调和服下。

【审查意见】有凉血止血之功。

5. 鼻衄第五方：鼻衄汤（赵青松）

主治：素日血虚，患习惯性鼻衄者。

组成：元参三钱，当归三钱，生白芍三钱，丹皮三钱，炒栀子二钱，麦冬三钱，生地三钱，炒枳壳一钱，沉香五分，胆草三钱，粉草一钱。

用法：水煎温服。

【审查意见】阳盛阴虚，血热妄行之吐血、衄血可用。

6. 鼻衄第六方

主治：鼻内因虚弱流血不止。

组成：黑豆半斤，净黄土一块。

用法：黑豆半斤，砂锅内炒过，用水煎熟；加净黄土一块澄清，饮豆汤尽

量，服之立愈。

【审查意见】能直接达到肾经血分，故治肾虚衄血。

7. 鼻衄第七方

组成：粪堆底下的土、尿。

用法：用粪堆底下的土尿和起，塞入鼻内，即愈。

【审查意见】因胃热而鼻内流血者用之，能凉血止血。

（二）鼻漏

1. 鼻漏第一方（王成家）

主治：治鼻烂臭难堪。

组成：黄连二钱，金银花三钱，黄芩三钱，煅石膏四钱，白芷三钱，黄柏一钱，槟榔三钱，大黄二钱，元明粉四钱，牛蒡子三钱。

用法：水煎服。

【审查意见】有凉血清热之功。

（三）鼻息

1. 鼻息第一方（马智德）

主治：鼻中息肉。

组成：猪牙皂角五钱，地龙钱半（土炒），冰片五分。

用法：共研细末。先洗净鼻内，以蜜涂之，敷药少许，出清水尽，息肉如脱。

【审查意见】有通窍破瘀之功。

2. 鼻息第二方

主治：鼻中息肉。

组成：鹅不食草少许。

用法：用水浸湿，塞鼻中，日二易，三日自愈。

【审查意见】存待试。

3. 鼻息第三方

主治：鼻中息肉。

组成：藕节毛须一节。

用法：煅存性，吹之，其肉敛缩而脱。

【审查意见】有散瘀解热之效，轻症可资一试。

4. 鼻息第四方

治法：枯矾和猪脂捣丸，以棉裹之，塞鼻中，数日息肉随药而出。

【审查意见】有收敛润窍之效。

（四）鼻中生疮

1. 鼻中生疮第一方

组成：川黄柏，槟榔等分。

用法：二味为末，以猪油调敷。

【审查意见】有消炎止痛之效。

（五）鼻疳

1. 鼻疳第一方：加减再造散（霍子实）

主治：肺胃积热，酿成鼻疳，不闻香腐，鼻准已塌，内外之肿不消，防其崩陷。

组成：羚羊片一钱，大麦冬三钱，天花粉三钱，京元参二钱，京赤芍二钱，酒黄芩二钱，连翘壳三钱，大贝母三钱，夏枯花二钱，鲜竹叶三十片，鲜芦根一两（去节）。

用法：水煎温服。

【审查意见】此方清肺胃之积热。兼用外科防腐消毒之洗涤液，作局部之洗涤，功效尤捷。

二十、咽喉科

（一）喉痧

1. 喉痧第一方：清血解疫汤

主治：伏温化热之喉痧。

组成：犀角尖五分，甘中黄八分，川贝母三钱，淡竹叶三钱，大生地四钱，枯桔梗二钱，连翘壳三钱，茅、芦根各一两，生石膏四钱，轻马勃一钱，黑山栀钱半，金石斛三钱，粉丹皮钱半，枇杷叶三钱（包），陈金汁一两为引。

【审查意见】清热败毒。

2. 喉痧第二方：清热解毒汤（霍子实）

主治：温邪伏热之喉痧。

组成：苏薄荷一钱，京赤芍二钱，鲜竹茹钱半，京元参二钱，甘中黄八分，苦桔梗二钱，生蒲黄三钱包，黑山栀钱半，连翘壳三钱，制僵蚕三钱，淡豆豉三钱，川贝母三钱，益母草三钱，活芦根一尺（去节）。

用法：水煎服。

【审查意见】活血破瘀，消炎清毒，可用。

3. 喉痧第三方：王氏喉痧方（沈仲圭）

主治：烂喉丹痧，身热脉数，咽喉肿烂疼痛，遍体红疹，眠食俱废。

组成：元参三钱，象贝二钱，银花三钱，桔梗钱半，连翘三钱，板蓝根三钱，薄荷一钱，生甘草钱半，炒牛蒡钱半，马勃一钱，射干二钱，西藏橄榄一钱。

用法：如病势危重，可加犀角片、鲜石斛、鲜竹茹等，外吹锡类散，并以莱菔、青果，捣汁温热代饮。

【审查意见】通行方可用。

4. 喉痧第四方（高炼止）

组成：牛黄五厘，青黛六分，冰片二厘，象牙屑三分（焙黄），指甲五厘（焙黄，男女互用），壁烧窝二十四个，珍珠三分。

用法：上药共为细末，吹喉中神效。

【审查意见】古方，清热，防腐，有效。

（二）扁桃腺炎

1. 扁桃腺炎第一方：清热解毒汤（霍子实）

主治：阴虚内热之白喉。

组成：犀角尖八分，甘中黄八分，连翘壳三钱，京元参二钱，大生地三钱，淡豆豉三钱（捣），京赤芍二钱，浙贝母三钱，天花粉三钱，薄荷八分，金银花三钱，生石膏三钱打，白茅根三钱，淡竹叶一钱。

用法：煎服两次。

【审查意见】通行有效方。

2. 扁桃腺炎第二方

主治：单蛾，双蛾，白喉等症。

组成：人指甲五分，靛花一钱，梅片一钱，硼砂钱半，熊胆七分，蜘蛛窝三个。

用法：先将指甲、蜘蛛窝烧灰存性，再和各药研细末，每用二分，以笔管吹入患处，待三二分钟，即吐出毒水，停六小时，方可睡卧。

【审查意见】有防腐消炎之效。

3. 扁桃腺炎第三方（赵温松）

主治：缠喉风，双单乳蛾，喉痹，重舌，木舌。

组成：薄荷叶、朴硝、枯矾、青黛、僵蚕、火硝、硼砂、黄连、射干，以上各一钱，梅花片七分。

用法：共为细面，用雄猪胆一个，以其汁将药面和匀，复灌入胆内，以线扎口，外以纸包好，然后埋在南背阴，深可尺余。埋时在每月十五日晚，埋过四十九日即成。取出待干，研细，用时吹入喉间。

【审查意见】有清热、败毒、散肿之效。

4. 扁桃腺炎第四方

主治：乳蛾喉闭。

组成：鸡肫黄皮。

用法：用鸡肫黄皮勿洗，阴干烧末，吹之即破而愈。

【审查意见】因风火而起者用之，有除热止烦之效。

（三）喉痹

1. 喉痹第一方

主治：喉风鼻塞。

组成：黄连、薄荷、青黛、僵蚕、白矾、朴硝各五钱，

用法：腊月初一，取猪胆不拘大小五六枚，上药青纸包好，入胆内。将地掘一坑，深方各一尺，以竹横悬此胆于内，用物盖好，候至立春，取出风吹干，去皮纸，研末收贮。每次吹少许于患部，百效。

【审查意见】古方能用。

2. 喉痹第二方

组成：猪牙皂角。

用法：猪牙皂角细捣，以醋调入喉五匙，黏痰尽吐，痛立止。余药涂外颈上，干则再易，其乳蛾即破而愈。

【审查意见】吐痰有效，可以减轻病状。

3. 喉痹第三方

用法：凡遇此症，先在喉头部皮肤上搽香油少许，用制钱一个刮之，如刮痧状，其痛稍缓，乘势进药。甚者刺少商穴及委中穴，后用药物。

【审查意见】此法甚善，用于急救有效。

4. 喉痹第四方：二圣散（李守孝）

主治：喉痹喉风症。

组成：云胆矾二钱半，炒僵蚕五钱。

用法：共研细末，每以少许吹之，令吐涎。

【审查意见】喉间疾涎壅盛或闭塞者，用之有效。

5. 喉痹第五方

主治：喉内如叠，不疼，日久有窍出臭气，废饮食。

组成：臭橘叶。

用法：煎汤，连服十日即愈。

【审查意见】臭橘即枸橘，有消肿导毒之效。

（四）急喉风

1. 急喉风第一方：急救喉风方（周小农）

主治：急喉风。

组成：真西黄五分，珍珠五分，辰砂二钱，牙硝七钱五分，真麝香五分，月石二钱五分，僵蚕五钱，雄精一钱，人中黄五分。

用法：研细如霜，磁瓶收贮，此药每次吹二三管。

【审查意见】功能消炎杀菌，疗痰散痞，用于急喉有奇效。

（五）咽喉肿痛

1. 咽喉肿痛第一方：发声散

主治：喉肿，语声不出。

用法：瓜蒌皮、白僵蚕（炒）、甘草（炒）各二钱半。

用法：每服钱半，姜汤下，日二服。

【审查意见】此方有宽胸、降气、散风之效，用于轻症有效。

2. 咽喉肿痛第二方

主治：咽喉肿痛，或口内生疮。

组成：冰片四分，朱砂八分，硼砂一钱，元明粉一钱，青黛一钱，石膏一钱，珍珠七分。

用法：共研细面，遇症用竹管吹患处，数次可愈。

【审查意见】此即加味冰硼散，有清凉之力。

二十一、口齿科

（一）牙疳

1. 牙疳第一方（唐明芳）

主治：走马牙疳。

组成：鲫鱼一条（去肠），入砒一分，省地黄一两（吊包，烧存性），枯矾、麝香少许。

用法：共研末，掺患处。

【审查意见】可资试用。

2. 牙疳第二方：走马牙疳灵方（陈莲峰）

组成：青黛二钱（水挥），五倍子二钱（新瓦焙干），官硼砂钱半，铜青二钱半，枯矾二钱，红毡二钱（浸麻油，烧灰存性），旧蒲扇二钱（洗净，烧存性），黄柏二钱（用猪胆浸晒七次），人中白二钱（研粉，水挥），熊胆五分，牛黄五分，珍珠五分，琥珀五分，梅片五分，麝香三分。

用法：上共研粉，不见铁器，吹患处，有痰涎流出，不可咽下。

【审查意见】有消炎、防腐、收敛、清热之功。

3. 牙疳第三方（李国英）

主治：走马牙疳，牙缝出血。

组成：苋菜梗。

用法：取七八月将结子之苋菜梗，去叶留梗，放在屋瓦上。经过露雪，至次年清明前取下，火煅为炭，放泥地上少许时，研末存贮。用麻油调敷患处，虽至牙龈尽烂，齿已脱落者，亦可治愈，兼治牙缝出血。此症极危险，如出血三四日，则口肿牙根尽烂，此方药敷治，实能起死回生。

【审查意见】消肿清热可用。

4. 牙疳第四方：铜青散（赵青松）

主治：走马牙疳。

组成：铜青，滑石，炒杏仁。

用法：等分为末，擦之立愈。

【审查意见】有杀菌消炎之效。

5. 牙疳第五方

主治：治牙床出血不止。

组成：新鲜冬青树叶。

用法：取新鲜冬青树叶捣汁，以水浸一宿，含漱可愈。

【审查意见】冬青叶为补血、祛风、滋养强壮药，未知对于牙床出血效果如何，存待试用。

6. 牙疳第六方：五倍子散（赵复性）

主治：走马牙疳症。

组成：五倍子、青黛、枯矾、黄柏等分。

用法：共为细末，先以盐汤漱净口腔，搽之立效。

【审查意见】消炎，杀菌，收敛，可用。

7. 牙疳第七方（李士英）

主治：牙缝出血，牙床肿胀，走马牙疳。

组成：黄连五钱，石膏五钱，白龙骨三钱，青黛三钱，白矾钱半，马牙硝钱半，龙脑一钱。

用法：研为细末，每用少许，敷牙根下。

【审查意见】消炎收敛有效。

8. 牙疳第八方：治走马牙疳验方

主治：专治走马牙疳。

组成：文蛤、青黛、枯矾、檀桓皮各等分。

用法：上药共为细面，先用盐汤漱净口，然后散此药面立效。

【审查意见】檀桓皮即黄柏之别名，系通行方。

9. 牙疳第九方：消毒散（赵子安）

主治：专治青腿牙疳。

组成：土茯苓三钱，槟榔二钱，薏米二钱，乌药二钱，威灵仙二钱，木瓜二钱。

用法：将药品配就，再入炒胡麻半合，大黑豆半合。煎服，三剂即愈。

【审查意见】可资试用。

10. 牙疳第十方

主治：走马牙疳。

组成：青黛、黄柏、黄连、枯矾、五倍子、冰片各一钱。

用法：共为末，以米汤漱口后，将药末搽患部。

【审查意见】此方有清热消炎之功，可用。

11. 牙疳第十一方

主治：小儿走马牙疳及牙龈腐烂极臭者。

组成：人中白二两（煅红），儿茶一两，黄柏六钱，薄荷六钱，青黛六钱，冰片五分。

用法：共研细面，用温水漱口，将药用管吹上，日吹六七次，涎流即愈。

【审查意见】拔毒消炎、肿胃火上逆之牙疳，用之有效。

（二）舌病

1. 舌病第一方（焦宝堂）

主治：舌上无故出血不止如涌泉。系心经邪火炽盛，致血妄行，

组成：川连三钱，栀子二钱，连翘二钱，桔梗二钱，黄芩三钱，黄柏二钱，石膏二钱，元参三钱，枳壳钱半，芦根二钱，瓜蒌霜二钱，甘草一钱。

用法：水煎空心服。

【审查意见】有清热凉血之效。

2. 舌病第二方（郝玉如）

主治：元脏气虚，浮阳上攻，口舌生疮。

组成：木鳖子（去壳）五枚，吴茱萸（醋炒）五钱，干姜（炮）五钱。

用法：共为末，冷水调，以纸压贴脐上。

【审查意见】可备试用。

（三）口疮

1. 口疮第一方（张儒珍）

主治：小儿重舌，舌烂，口疮。

组成：朴硝、青黛、黄柏各三钱，龙脑一分，生石膏五钱，明矾钱半。

用法：研细末，蜜调，鹅翎蘸少许敷之。

【审查意见】有消炎收敛之效。

2. 口疮第二方：赤口疮方（田之柱）

组成：白矾、乳香、没药各一钱，铜绿少许。

用法：共为细末，搽之。

【审查意见】消炎止痛收敛有效。

3. 口疮第三方：一切口疮神效方（傅仙坊）

主治：一切烂嘴之属于火者，以及走马牙疳。

组成：五倍子一两（炒），枯矾一两，珍珠一粒（用酒杯将珍珠覆于锅底，灼至爆裂为度）。

用法：将前二味，共为极细末，后加入研细之珍珠。先命患者以稀饭纯汁漱口，然后将药末敷患处，轻症一次即愈。

【审查意见】有生肌燥湿收口之效。

4. 口疮第四方（王培卿）

主治：治小儿鹅口疮。小儿口中，每生白腐，俗名鹅口白。

组成：橄榄核数枚，凤凰衣（孵鸡蛋内之薄衣），冰片。

用法：用橄榄核、凤凰衣煅灰，研为细末，加冰片等分调和，取而敷之，神效。

【审查意见】消炎止痛有效。

5. 口疮第五方

主治：小儿口疮，不能吃乳。

组成：密陀僧（研末）。

用法：用醋调涂两足心，愈即洗去。

【审查意见】存待试用。

6. 口疮第六方

主治：口舌腐烂。

组成：大红蔷薇花叶（焙燥，忌火炒，研末），冰片少许。

用法：搽患处，如冬月无叶，用根亦可。

【审查意见】消炎有效。

7. 口疮第七方

主治：口舌因肠胃结热生疮。

组成：蜜炙川黄柏末。

用法：含之，屡含屡换，数次即愈。

【审查意见】肠胃结热之口疮用之，能清火凉血，内服作泻火之健胃剂。

8. 口疮第八方

主治：唇口四围生疮，黄脂如蜡。

组成：旋覆花。

用法：旋覆花煅存性，用真麻油调搽即愈。

【审查意见】唇口生疮，黄脂如蜡，恐系黄水疮，用旋覆花功效不确。

（四）齿痛

1. 齿痛第一方：治牙痛验方（杜蓂）

主治：风火虫牙痛。

组成：细辛三钱，樟脑五分，梅片三分。

用法：研为细末，擦患处，其痛立止。

【审查意见】通行方可用。

2. 齿痛第二方（庞世瑞）

主治：虫蛀牙疼。

组成：莽草二钱，山椒皮一钱，芫花五分，独活一钱。

用法：水煎成汤，热漱，待冷后吐出，勿咽下。

【审查意见】有杀虫麻醉之效。

3. 齿痛第三方（张俭）

主治：虫牙痛。

组成：海桐皮五钱，细辛三钱。

用法：煎浓汁，频频漱之。

【审查意见】通行方，有效。

4. 齿痛第四方：落牙散（赵复性）

主治：牙疼难忍，使之掉落。

组成：鲫鱼一个。

用法：去肠，入砒在内，露于阴地，待有霜刮下，贮瓶内。以针搜开牙根，点少许，咳嗽自落。

【审查意见】有腐蚀作用，点入口内，却勿咽下，以防中毒。牙落后，宜用硼酸或硼砂水漱口。

5. 齿痛第五方（郝玉如）

主治：齿龈疼痛出血。

组成：香附子（炒黑）三钱，侧柏（炒焦）钱半。

用法：共为末，敷之即止。

【审查意见】有止血之效。

6. 齿痛第六方

主治：牙根肿痛。

组成：瓦松、白矾等分。

用法：水煎，漱之甚效。

【审查意见】有消炎散肿之效。

7. 齿痛第七方

主治：胃火上冲之牙疼。

组成：软石膏一两。

用法：淡酒淬过，为末。入防风、荆芥、细辛、白芷，各五分为末，日用擦牙。

【审查意见】此方治胃火牙痛有效，但用以擦牙，效力缓慢，不如改为汤剂为善。石膏宜生用。

8. 齿痛第八方

主治：风火牙疼，腰疼。

组成：好青盐一两五钱，花椒一百五十粒。

用法：水一中碗，煎至一搽杯。含口多时吐出，如若不愈，可继续行之。

【审查意见】有去风消肿固齿之效。

9. 齿痛第九方

主治：专为预防齿痛、齿落。

用法：每日夜大小便时，将上下牙咬紧，虽至年老，牙齿不脱落。又每早日洗脸时，用食盐擦牙，固齿莫善于此。

【审查意见】小便时将牙咬紧，为一般修养家固齿秘方，存待试。食盐固齿最善。

10. 齿痛第十方

主治：风火牙疼。

组成：松萝茶、紫碱、花椒各三钱。

用法：水二碗，煎八分。每日漱口数次，将水漱完即愈。

【审查意见】有清热散风之效，紫碱不知何物之别名。

11. 齿痛第十一方

主治：风火牙疼。

组成：樟脑、硼砂、青盐、火硝各一钱。

用法：共研细面，敷上即愈。

【审查意见】有防腐止痛之效。

12. 齿痛第十二方

组成：独蒜一筒（如无，用蒜瓣亦可），轻粉一钱。

用法：同捣，掩寸、关脉穴上。其取穴法：以两手虎口交叉，在大指尽处即是穴。用蚬壳改好扎住，男左女右。少顷微觉疼痛，即刻揭去，随起一泡，牙痛立止，终身不再发矣。

【审查意见】此系发泡吊炎法，可资一试。

13. 齿痛第十三方

主治：牙齿虚痛。

组成：淫羊藿。

用法：为粗末，煎汤频漱，大有奇效。

【审查意见】存待试。

14. 齿痛第十四方

治法：松针熬汁一盅，入麦面少许。搅匀，澄清，饮下即愈。

【审查意见】可资试用。

15. 齿痛第十五方

组成：雄黄，生蛇皮。

用法：为末，入烟中吸之。令烟满口，勿咽，数次即愈。

【审查意见】虫牙痛有效。

16. 齿痛第十六方（郝玉如）

主治：虫蛀牙痛，非拔不可。

组成：白马脑上肉二斤。

用法：待生蛆，令乌骨白鸡一双食之，俟鸡便粪，阴干，每粪一钱入硇砂一钱。研匀，用少许擦疼牙处，片时牙即自落。

【审查意见】效否尚不敢必，且待试用。

二十二、急救门

（一）跌打损伤

1. 跌打损伤第一方：玉珍散（刘铭）

主治：治跌打、刀箭各伤。

组成：白附子一两，制南星一两，制半夏一两，川羌活一两，广三七二两，生天麻一两，生防风一两，香白芷一两，炒赤芍五钱。

用法：共为细末，磁瓶装好听用。年壮之人，可服一钱五分，兑温酒冲服；不能饮酒，可用开水服之；老年幼童，可服八分为止。

【审查意见】药力能达深组织内，故有化痰宣滞、通行关节之效。

2. 跌打损伤第二方（张士才）

主治：跌打损伤，红肿痛者。

组成：当归、防风、白芷、南星各一两八钱（黄酒在锅内炒之），茜草一两四钱（黄酒炒）。

用法：有血干掺；肿而未破，烧酒调敷；内伤者，黄酒调服二钱。立时止痛。

【审查意见】行瘀止痛，可用。

3. 跌打损伤第三方（王俊）

主治：一切风痒，跌打损伤，肿痛等症。

组成：番木鳖一两，自然铜五钱，乳香五钱，没药五钱，血竭五钱，松节一两，麻油半斤，铅粉（炒黄）一两

用法：熬将成膏时，入铅粉，徐徐投下；成膏时倾入井水缸内，置雾处出火气一宿。摊油纸上，贴患处。

【审查意见】行瘀止痛，有效。

4. 跌打损伤第四方（王培卿）

主治：治跌破头额出血。

治法：宜用五味子末及白矾末各半，研合置于玻瓶，临时取少许敷于伤处。此二药能使破坏之微血管收缩，血即止而不流；且白矾能扑杀微生虫，可免伤处化脓溃烂。药虽平淡无奇，而功用则甚大也。

【审查意见】有收敛止血、杀菌防腐之效。

5. 跌打损伤第五方（白耀亭）

主治：闪挫跌伤。

组成：虎胫、龟板各五分（同酒炙），血竭、赤芍、当归各八分，没药、防风、自然铜（酒淬）、白附、辣桂、白芷、骨碎（去毛）、苍耳各七分，牛膝、天麻、槟榔、五加皮、羌活各三分。

用法：以上研末，每服二钱，酒调服下。

【审查意见】有活血散风、消肿止痛之效，此即所谓通则不痛也。

6. 跌打损伤第六方（唐明芳）

主治：跌打损伤，凝结瘀血。

组成：大黄、牵牛子（各取头末）二两，麝香二钱，水蛭（石灰炒黄）五钱。

用法：共为末，每次酒调服二钱。

【审查意见】水蛭行瘀，麝香行气，用治斯症，当能见效。

7. 跌打损伤第七方（刘铭）

主治：跌打久年未愈者。

组成：红血藤三钱，虎骨三钱，大独活三钱，羌活三钱，五加皮四钱，桑寄生三钱，北细辛一钱，川乌二钱，土鳖三钱，白芥子三钱，西当归二钱，三棱二钱，莪术二钱，川牛膝二钱，桑枝二钱，松节三钱，乳香二钱，伸筋草三钱，粉甘草二钱，南星二钱，赤芍二钱，自然铜二钱（火煅），三七四钱，豨莶草四钱。

用法：共二十四味，用好烧酒五斤泡好。每日早、午、晚三次，每次饮一茶杯；不能饮者，可少之，饮完即愈。

【审查意见】通行关节，宣化气血，可用。

8. 跌打损伤第八方（冯申礼）

主治：跌打损伤，闪腰岔气。

组成：全归、老姜、山甲、番木鳖、苏木、大黄、川芎、桃仁、南星各等分。

用法：入麻油内熬膏，临用加血竭、乳没各五分。研末掺上，贴患处。

【审查意见】有穿透性，瘀血凝滞者可用。

9. 跌打损伤第九方（刘铭）

主治：跌打青肿。

组成：荆芥、防风、透骨草、羌活、独活、桔梗、祁艾、川椒、赤芍、一枝蒿各二钱。

用法：水煎洗，三日即愈，破皮肉忌用。

【审查意见】能散风消肿炎，行瘀血可用。

10. 跌打损伤第十方（李棠甫）

主治：跌打损伤，骨节疼痛并瘀血痛者。

组成：当归三钱，虎骨二钱，龟板二钱，自然铜二钱（煅），续断四钱，赤芍二钱，血竭二钱，槟榔三钱，白芷二钱，桂枝三钱，附子二钱，边桂一钱，独活二钱，羌活二钱，乳香二钱（去油），没药二钱（去油），防风钱半，甘草二钱。

用法：伤头加川芎二钱；伤手加银花二钱；伤腰加杜仲

二钱；伤腿加牛膝二钱；伤足加木瓜二钱。黄酒一碗、水二碗煎服，药渣捣烂，敷患处。

【审查意见】治跌打损伤，主以活血行气，消炎防腐。此方配合尚佳，可用。

11. 跌打损伤第十一方

主治：凡跌打损伤，胸胁腰肋等处，并肩挑负重，跌足蹬筋，初时不觉，延至经年累月，忽然疼痛浮肿。按之不痛，切重方觉或咳嗽吸气，牵引瘀痛。此乃内伤，气逆血滞，久恐患痈毒。

组成：生军一两（细末）。

用法：可烘，勿火炒。以老姜三两舂烂，以开水一杯，浸之绞汁，隔汤炖温。后调生军末如膏药，涂于痛处。不必留头，盖以粗纸，外用帛紧之。一日一次，三次即愈，如隔三五年者亦效。此方内服药功胜十倍，屡试屡验。

【审查意见】有消炎止痛之效。

12. 跌打损伤第十二方

主治：跌打损伤，大小便不利。

组成：当归三钱，川军二钱，苏木二钱，红花二钱。红糖、童便引，水煎服。

用法：引水煎服，或共研细面，开水冲服三钱。

【审查意见】活血祛瘀，润汤通便有效。

13. 跌打损伤第十三方

主治：铁器打伤，有瘀血者。

组成：连翘三钱，归尾三钱，木通三钱，陈皮二钱，芥穗二钱，生草二钱。

用法：黄酒煎服。

【审查意见】和理气血，散瘀，可资应用。

14. 跌打损伤第十四方

组成：朱砂二钱，硼砂三钱，乳香三钱，台麝一分（另包），象皮四钱（另包）。

用法：上方为末，敷患处。

【审查意见】存待试用。

（二）骨折

1. 骨折第一方（王培卿）

主治：治骨折筋断，久伤犹痛。

组成：如意油渣四包，五加皮一两，川乌八钱，制乳香八钱，虎骨七钱。

用法：共五味，以盆盛蒸之，直至骨节出汗为止。每日早晚蒸洗两次，洗后即同时敷下方：杨梅树皮六两，晒干成末，以好白酒调匀，以碗盛之，置锅内蒸透，取起敷在伤处。每日蒸洗两次后，即敷此药两次，三日即愈，但此期中勿用劳动。惟如意油渣须于广东药铺购之，他处多无此药。

【审查意见】有强筋骨、活血络、去瘀滞之效。

2. 骨折第二方：白及接骨散（赵青松）

主治：跌打骨折之症。

组成：白及末二钱。

用法：白酒调服。

【审查意见】轻症有效。

3. 骨折第三方（傅仙坊）

主治：无论人畜筋断。

组成：旋覆花五钱（研细末），白蔗糖一两。

用法：取水半茶杯，与药同熬成膏，候冷加麝香少许，不加亦可。摊在布上缠伤处，不一周即愈。

【审查意见】存待试。

4. 骨折第四方（王培卿）

主治：因跌打致骨折断者。

组成：五加皮四两，小公鸡一只（去毛，连骨肉，不用沾水）。

用法：同捣极烂，敷断骨处，骨即发响。听至不响，则骨已接好，即将药刮去，免生多骨。

【审查意见】壮筋骨，逐瘀血，用治接骨，当收奇效。

5. 骨折第五方（成信德）

主治：手足骨折断。

组成：山蟹。

用法：此方治手足折断者。若无山蟹，即用大蟹，共取五个，烤枯，取壳成末，用筛筛细。三个用陈酒温热调敷，二个和温陈酒服之。醉而寝，骨自合矣。须忌口，勿食发物，即有刺激性的食物。

【审查意见】能否见效，可备试用。

6. 骨折第六方（赵兰生）

主治：跌打骨折，疼痛难忍。

组成：接骨木一两，骨碎补一两，没药五钱，儿茶三钱。

用法：水五碗，煎三碗，温服一碗，用二碗洗浴伤处。

【审查意见】再加米粉、乳香、当归、牡丹皮、牛膝、续断、川芎、穿山甲等，以童便、黄酒各半作引，能收活血散瘀、消肿定痛之功。

7. 骨折第七方（傅仙坊）

主治：跌打骨折。

组成：蚕丝三钱，壮年发三钱，老葱根七根（打烂），陈白谷、米粉子三钱，西瓜子。

附粉子制法：先以白谷米置缸中，用水长期泡沤，虽生蛆不妨。约旬日后，以布滤汁，取下沉之粉，俟用。附瓜子加减法：将瓜去皮，按照患者年岁，每岁一对。附炒瓜子仁及米粉子法：将二味同入锅内，慢火炮至瓜子黄黑色，粉子渐渐起卷为度，勿过火。

用法：先将葱根作骨，外以头发缠作圆形，外复以蚕丝作衣，绕而缠之，使极坚密，置木炭火上灼之，随时转动，以葱根似焦未焦为火候，约一小时许取出，候冷。与已经炮妥之瓜子、米粉子等味，共为细末，以好醋和药，使如稠糊，以白布摊贴患处。干后时时以醋润之，每十日换一剂，能于一月内收功。

【审查意见】有活血行瘀、消炎生肌之功，可备用。

8. 骨折第八方（梁昌义）

主治：跌打骨折或脱臼。

组成：活小鸡一个（去嘴尖和爪），地骨皮一两，五加皮一两。

用法：将鸡切碎，加入二药，共捣泥，敷患处，再用木板夹住，然后用绷带裹好。两三小时后，解带去板。照常工作，不痒不痛，其效如神。

【审查意见】以投方者言，是治脱臼之法。若治骨折，绝不能如此简捷，不过此方治骨折脱臼，有活血清热之功。

9. 骨折第九方

主治：因跌打而致骨折者，能结骨。

组成：大古铜钱二枚。

用法：用火烧红，入好醋内淬，连淬七次，再用水洗净。研极细末，用好酒调服，钱之大小，视病之轻重而定。

【审查意见】古人有用铜屑治骨折者，说是铜有焊骨之能，未悉能否见效，且留以试。

10. 骨折第十方：治接骨不痛方（刘铭）

组成：川乌八分，草乌八分，胡茄子钱，羊踯躅钱，麻黄七分，姜黄五分，生南星八分，生半夏七分，荜茇五分，川椒五分。

用法：清水煎服，其人即麻醉，不知人事，任人揉接。

解方：党参五钱，生甘草三钱，陈皮五分，半夏钱，白薇钱，云茯苓五钱，菖蒲五分。

用法：清水煎服，一碗即醒。

【审查意见】可以试用。

（三）金疮

1. 金疮第一方（石玉）

主治：创伤咯血，痔血。

组成：乌贼骨，汗三七，白及。

用法：以上各等分，共为细末。若治咯血内服，白开水送服五分；如系创伤外用，以鸡蛋黄与该药末和匀，涂患处。

【审查意见】止血专药，有效，阴湿虚弱者不宜。且乌贼骨与白及本属相恶，两者不能并用。

2. 金疮第二方：刀伤散

主治：一切刀伤及创伤血流不止者。

组成：汗三七、琥珀、乳香（去油）、生龙骨、血竭、象皮（土炒）、海螵蛸、儿茶各等分。

用法：上共为细面，撒患处，用布扎紧。

【审查意见】功能收缩血管，麻痹末梢神经，又能消炎防腐，凡一切刀伤创伤用之，均可收效。

3. 金疮第三方（张沛南）

主治：刀伤、烫伤等。

组成：黄蜡、橄榄油各一两。

用法：熬热调和，俟冷，加松香油一两。凡刀伤、烫伤、青肿起泡，贴之皆良。

【审查意见】消炎，防腐，润肌肤，可用。

4. 金疮第四方（李国英）

治法：采青蒿草捣汁，以石灰和之，做饼状，阴干藏之。遇刀斧伤者，涂之立愈，且愈后绝无疤痕。又取葛根为末，亦可疗金疮。

【审查意见】止血有效，遇伤仅及表，且出血不多者，能止血消炎。

5. 金疮第五方（谢长余）

主治：金疮及创伤出血。

组成：降真香八钱，五倍子五钱，乳香、血竭各一两。

用法：共为细末敷之。

【审查意见】凡遇刀斧伤或各创伤初伤出血者，可先用药面干敷之，及至后次换药，再将伤面及附近皮肤，用白开水洗拭干净，然后上药，方能生效。

6. 金疮第六方（王培卿）

主治：枪子入内，及各种创伤有脓水者。

组成：推车虫十五个（去头足），蓖麻仁一两五钱，吸铁石一两三钱，巴豆仁七钱，白及末五钱，圆麻根一两，老南瓜瓤三两。

用法：同捣烂，用少许敷受伤处，即将枪子拔出。即无子者，亦将毒水拔出，其碎骨亦可拔出。伤者须下倾，如拔毒水，中须插一竹管，以便流导。俟子退外，再用生肌散，数日即愈。

【审查意见】如系铁屑或子弹入内，可用吸铁石，其他各症不必用，因妨碍肌肉生育。

7. 金疮第七方（石玉）

主治：刀伤出血。

组成：乌樟皮、芨根、象皮、生地、丹皮、当归。

用法：以上各等分，研末敷患处，立愈。

【审查意见】能收缩血管，消炎防腐，有止血收口之效。

8. 金疮第八方

组成：白及五钱，石灰、乳香、血竭各少许。

用法：研末，入牛胆中阴干备用，以少许搽患处甚效。

【审查意见】金疮出血，有止血防腐、止痛行血之功。

9. 金疮第九方

治法：龙眼核剥去光皮，其仁研细，掺疮口。

【审查意见】存待试。

10. 金疮第十方

主治：各种刀刃及铁器等伤。

组成：马前子二钱，麻黄二两，乳香一两，没药一两，川贝三两（去心），生半夏二两。

用法：共研细末，于铜锅内，微火熬至嫩黄色，冷定装入磁瓶，勿令泄气。每次用一分五厘，生姜汁炖热服之，戒食南瓜、鸡子。

【审查意见】能解诸毒，消肿胀，行瘀血，通小便，不惟刀铁等伤，即痈肿初起，亦可应用。

（四）蜂蜇伤

1. 蜂蜇伤第一方（杨浦云）

主治：蜂、蝎、毒虫一切咬伤。

组成：云胆矾一钱，白矾一钱，花椒三钱，薄荷霜一钱，雄黄二钱，白碱一钱，洋火头一盒，辣椒二钱，新石灰一钱，醋二两，酒半斤（原有蟾酥一钱，因价大不用，效亦不减）。

用法：共煮去渣，以棉浸涂患处。若毒走一臂或足者，则满涂之。

【审查意见】凡蜂、蝎等虫，所藏均系酸类，以碱类治之定能奏效。此方多属碱性，治一切蜂、蝎等毒甚效。

2. 蜂螫伤第二方（严级苣）

主治：蜂虫螫伤。

治法：以蚯蚓粪用井水和匀，涂伤处，其痛立止，或以芋头根捣敷亦奏效。

【审查意见】以其能收缩血管，使毒无从发展，故有消炎消毒之效。

3. 蜂螫伤第三方（赵兰生）

主治：毒虫螫伤。

组成：鲜青蒿五钱，鲜浮萍草五钱，鲜蒲公英一两。

用法：共捣烂敷伤处。

【审查意见】消炎清毒有效。

（五）砒中毒

1. 砒中毒第一方（许祐之）

主治：解砒霜毒。

治法：初中毒者，先用生甘草三两，煎汤和羊血半碗和匀，饮之吐出即愈。或用鸡蛋一二十个，加明矾末三钱，和匀灌之，亦能使吐，不吐者鹅翎搽之。

【审查意见】有催吐之效，初期可用。如果以此方吐后尚不见轻，可用生绿豆一大握，捣成细面，开水冲起，候冷灌之，能解血中毒汁。

2. 砒中毒第二方（严级苣）

主治：吞服信石不久者。

组成：鸡卵十余个。

用法：打入碗内，搅匀，入明矾末三钱，灌之，吐即再灌，吐尽即愈。

【审查意见】服砒未久者可用。

3. 砒中毒第三方（王天元）

主治：误服砒霜。

组成：绿豆粉四两，黑豆粉一两，黄土二两，鸡蛋十个（去黄）。

用法：用清井水一碗，合一处搅匀，澄清服之。

【审查意见】解毒有效，中毒多时，亦能服用。

4. 砒中毒第四方

主治：吞服砒信毒。

组成：白矾三钱（研碎，无根水冲服），防风三钱。

用法：煎水，先服白矾，吐后再服防风水。

【审查意见】服用砒信不多时，可用此方取吐，防风对于神经有刺激鼓舞作用；若服后多时，已入血液，此方力量达不到，再用生甘草与绿豆面，冲起晾冷服之。

（六）磷中毒

1. 磷中毒第一方（卢育和）

主治：误吞火柴头。

组成：松节油二十瓦（合五钱五分），薄荷油二滴，卵黄二枚。

用法：匀和，每半时服一食匙，服至四分之一即妥。如未效，用酸化铁二十瓦，盐素水一百二十瓦，服法同上。

【审查意见】松节油等，可用于初中毒作吐剂；酸化铁液，用于后期毒已入血中者。

2. 磷中毒第二方

主治：吞服火柴头。

用法：用鸡蛋白十个，灌之即吐，吐尽即愈。

【审查意见】初期可用。时间过久，毒入血分后，此方无力。可以用硫酸铜液少许，约二厘许和水服之，不仅有催吐之效，且能氧化磷，使为无害。

（七）昏厥

1. 昏厥第一方（周小农）

主治：高堕跌晕，不省人事。

组成：细生地二钱，归身尾二钱，炒丹皮二钱，乳香二钱，没药二钱，海金砂一钱，自然铜二钱。

用法：酒、水各半煎服，西血珀一钱，研细冲服。如牙关紧闭，撬齿灌下。

【审查意见】活血散瘀，镇静安神，有破积止痛之效，可用。

2. 昏厥第二方（张士才）

主治：跌打昏迷，不省人事。

治法：牙皂末吹鼻得嚏。口自闭，内用韭菜打汁，和热童便灌之。

【审查意见】功能通窍和血。

（八）狂犬咬伤

1. 狂犬咬伤第一方（严级苣）

主治：癫狗咬伤。

用法：花盆内所栽之万年青，连根捣烂，绞汁灌之，可以新厮人屎涂之有效。

【审查意见】万年青根之汁有消炎之功，普通肿伤均可取用，人屎中多含杂质及病菌，外用殊不相宜。

2. 狂犬咬伤第二方（王培卿）

主治：治疯狗咬伤。

组成：珍珠一钱，玛瑙一钱，上雄黄二钱，火硝二钱，麝香一钱，西黄一钱，硇砂一钱，梅片一钱。

用法：各研细末，点大眼角内，男左女右，先点三次，少停再点三次。重者可服一二分，孕妇忌服。

【审查意见】有消炎败毒之力，可以直接用在伤处或内服。

3. 狂犬咬伤第三方（严级苣）

主治：疯犬咬伤。

组成：斑蝥七个，木鳖子一个，薏仁米三钱。

用法：合煎服，待小便出后，再用甘草三钱，煎水服下。

【审查意见】以毒攻毒，可资应用。惟小儿用时，宜慎之。

（九）竹木刺伤

1. 竹木刺伤第一方（刘铭）

主治：治竹木刺肉内。

治法：取晚蚕蛾，装一节竹筒，封贮之，待其干死。遇竹木刺伤时，以些少涂之即出。

【审查意见】有效，按晚蚕蛾治木刺入肉，或许以其能有收缩血管，自行排解之力。

2. 竹木刺伤第二方（赵青松）

主治：专治木竹刺入肉。

组成：牛膝一钱。

用法：嚼烂，涂竹木刺入肉之处；或用生地一钱，嚼烂涂之即出。

【审查意见】效否可试。

3. 竹木刺伤第三方（严级苣）

主治：竹木入肉。

治法：蓖麻子捣烂，敷之立出；或用鹿角烧灰存性，研末，以水调敷，亦见奇功。

【审查意见】可备试用。

4. 竹木刺伤第四方

组成：煨鹿角末。

治法：以水调敷，立出。日久者，不过一夕即出。

【审查意见】存待试。

（十）毒蛇咬伤

1. 毒蛇咬伤第一方：白芷散（严级萱）

主治：毒蛇咬伤。

组成：白芷一两。

用法：煎服。外以白芷末五钱，加胆矾少许，每日撒之；或以凤仙花取汁饮之，渣敷伤处亦效。

【审查意见】凡遇毒蛇咬伤时，先用尿冲洗伤口及周围，有止痛解毒之效。以其酸碱能中和，不致扩大传播。再用各药，收效方捷。

2. 毒蛇咬伤第二方（杜蓂）

主治：被蛇咬伤。

组成：五灵脂三钱，雄黄三钱。

用法：黄酒调服，每服二钱，空心下。

【审查意见】能见效，可备用。

3. 毒蛇咬伤第三方（戴河清）

主治：毒蛇咬伤。

组成：雄黄五钱，五灵脂一两，蒲公英三两。

用法：共研细末，每服二钱，白酒送下，外以香油调敷伤处。

【审查意见】白酒作引甚属适宜，当有活血清毒之功，可用。

4. 毒蛇咬伤第四方（孙逸圣）

主治：毒蛇及恶虫咬伤。

组成：鲜鹤虱叶、鲜蒲公英各一两。

用法：共捣烂取汁，涂伤处。

【审查意见】暂时救急可用，重症用之恐有贻误。

5. 毒蛇咬伤第五方

组成：莴苣笋叶。

用法：如无，用莴苣浸胖，和雄黄末捣烂敷之。

【审查意见】可资试用。

6. 毒蛇咬伤第六方

组成：香白芷二钱，麦冬一两（去心）。

用法：煎浓汁调下，顷刻伤处流出黄水。待肿消皮合，仍用此药敷之即愈。

【审查意见】轻症可资试用。

（十一）桐油中毒

1. 桐油中毒第一方（马荣文）

主治：吞服桐油。

治法：只用若干柿饼子，煎水饮之，当见大吐，吐尽即愈。

【审查意见】柿饼子能否催吐解毒，尚未敢必，存待试。

（十二）误服水蛭

1. 误服水蛭第一方：蓝淀饮（赵青松）

主治：误服水蛭。

组成：蓝淀五钱。

用法：水调饮，即将水蛭泻出。

【审查意见】功能杀虫，清热解毒，可资应用。

（十三）昆虫入耳

1. 昆虫入耳第一方（李守弟）

主治：虫入耳中。

治法：雄黄燃烧熏之，虫自出。

【审查意见】昆虫入耳，多用诱法使之自出。若以雄黄燃熏，定能杀死在内，并不曾自行退出，且恐害及耳内各部，起炎症作用。

（十四）夹伤

1. 夹伤第一方（郭永福）

主治：夹伤。

组成：独核肥皂荚五钱，砂糖钱，麝香一分，乳香二分，没药二钱，红铜末一两。

用法：研细。将生牛肉剁碎，作饼四个，药面分匀放入。再捣匀贴伤处，新棉包紧，一夜愈，忌用膏药。

【审查意见】有消瘀散肿之效。

（十五）煤气中毒

1. 煤炭中毒第一方：解毒汤

主治：中煤炭毒。

治法：头晕作呕，不省人事者，急用生莱菔汁灌之，即效。

【审查意见】中煤炭烟毒，首先将中毒者置于新鲜空气中，以人工呼吸法治之；再用梨汁及生莱菔汁灌之，即效。

（十六）鸦片中毒

1. 鸦片中毒第一方：解毒汤（李棠甫）

主治：吞食洋烟。

组成：明雄二钱，鸡蛋清二个，生桐油一两。

用法：烟系同烧酒齐吃时，可加葛花三钱（炒黄，为末），河水调服，即吐。吐后再用生甘草五钱，食盐五分，白矾五分，金银花五钱，土茯苓五钱，煎服汤之，以追解毒。愈后可多食柿饼，解桐油毒。

【审查意见】解鸦片毒之普通用品，颇见功效者，为生绿豆面与生甘草水，冷服即愈。此方有解毒消炎之功，可用。

2. 鸦片中毒第二方（王四心）

主治：吞鸦片急救方。

组成：真胆矾三钱，银花二钱，甘草一钱，板蓝根三钱（即青黛根），木兰根三钱（即苜蓿根）。

用法：以上共为细末，以冷水冲服。

【审查意见】服后不多时，可以应用。

（十七）下颊脱落

1. 下颊脱落第一方

用法：口含乌梅一个，即愈。

【审查意见】乌梅有酸涩收敛之性，想是用其收缩筋肉。但下颊脱落乃下颊关节脱臼，当用整复手术，非乌梅所能胜任也。

（十八）木鳖子中毒

1. 木鳖子中毒第一方

主治：误服木鳖子，发抖欲死者。

组成：肉桂二钱。

用法：煎服立愈。

【审查意见】有强心之功。

（十九）瓷锋入肉

1. 瓷锋入肉第一方

组成：三角白果（去壳衣心）不拘多少。

用法：浸菜油内，用时捣贴之，再易而愈。如多年溃烂者，三次即愈；初起者，以生白果肉搥烂，敷伤处亦效。

【审查意见】存待试。

（二十）蝎蜇伤

1. 蝎蜇伤第一方

用法：用小指向鸡口内探之，将流出之水抹在患部，立愈。

【审查意见】存待试。

（二十一）猫咬伤

1. 猫咬伤第一方

主治：猫咬伤或爪伤。

组成：薄荷鲜者。

用法：捣汁搽伤处。如无鲜者，用干者研末掺之，渐愈。

【审查意见】旧说薄荷为猫之酒，食之使醉，存疑待试。

（二十二）人咬伤

1. 人咬伤第一方

组成：荔枝核。

用法：焙研，筛细掺之，外用荔肉盖贴。虽落水不烂，神效。

【审查意见】存待试。

2. 人咬伤第二方

组成：青州柿饼一个。

用法：令人漱净口，将饼咀烂，盛净磁器内，饭锅上再蒸极烂。敷患处，一日即愈。

【审查意见】存待试。

（二十三）泥沙入目

1. 泥沙入目第一方

组成：牛膝一段（约二寸长）。

用法：入患者口内嚼之，使烂如泥，吐出搓丸。塞入两眼角，其泪必流，少顷泥沙裹药尽出，遂愈。嚼牛膝时，如泥沙在左眼，则在口内右侧嚼之；反之，泥沙在右眼者，则在左侧嚼，此法奇应。

【审查意见】存待试。

（二十四）吞针

1. 吞针第一方

组成：蛤蟆眼珠一双。

用法：木通汤吞下，其针即穿于眼内，从大便而出。

【审查意见】此为民间相传方，用活青蛙眼一对吞下，即穿于针之两端，不损肠胃，出大便而出。是否有效，存待试。

（二十五）酒精中毒

1. 酒精中毒第一方（阎玉宗）

主治：饮酒过度，中毒发狂。

组成：雨前茶、干葛、橄榄各等分为末。

用法：温水送下，立解。

【审查意见】有清凉解毒之效。

（二十六）针刺入肉

1. 针刺入肉第一方（郝玉如）

主治：如针刺入肉取不出者。

组成：蓖麻子仁二钱，灵磁石五钱。

用法：共捣烂，涂贴针刺入处，俟针出，即速洗去。

【审查意见】针入肉内，以磁石吸之，本属正法。此处加入蓖麻子仁，有腐蚀发泡之弊，殊属不妥。

二十三、杂集

（一）戒烟

1. 戒烟第一方：戒烟瓜汁饮（郑世贤）

治法：南瓜正在开花时，连其叶与藤一并取下，用水洗净，于石臼中合而捣之。取汁常饮，不数日，夙瘾顿去。甫经结瓜者，捣之亦可。用治误吞生烟者，即以此汁灌之，解毒如神。

【审查意见】戒烟有效。

2. 戒烟第二方：戒阿片烟瘾（黄廷秀）

组成：吉林参须一两，陈佛手片两半，丹参一两，百部根两半，制香附一两，焦楂炭一两，川贝母二两，化橘红二两，肥玉竹二两，枸杞子二两，条沙参两半，杭白芍一两，光杏仁一两，淮山药两半，云茯苓二两，熟地三两。

用法：上药共熬为膏，瓷器储藏，每服三钱。如每次烟瘾一钱者，用烟泡一分；五分者，用五厘。滚开水冲服，至第五天，将烟泡逐次减少，至不用为止，其瘾自于无形之中除去矣。

【审查意见】滋补专剂，戒烟可用。

3. 戒烟第三方（李国英）

治法：用蒲公英（药店有售，鲜者尤佳）同煮瘦肉食之，服后必泻，泻后困倦就睡，醒后瘾不再发。

【审查意见】经验方，所谓瘦肉，不知指何肉而言，存疑待考。

4. 戒烟第四方：退瘾神效膏

组成：甘草五斤，西洋参半斤，白术二斤，云苓二斤，全当归二斤，远志斤半，杜仲斤半，甘枸杞斤半，阿片二两。

用法：先将各药煮浓，过淋去渣，再熬成膏。第一次入阿片二两，二次一两，三次五钱，四次去阿片，五次瘾即除。每次仍按吸烟手续用签打烟法，在灯上吸之为妙。

【审查意见】此方系滋补强壮剂，但用法琐碎，多感不便。

5. 戒烟第五方（陈莲峰）

组成：甘草八两，川贝母四两，杜仲四两，红糖一斤，鸦片烟膏（分量，临时酌用）。

用法：上药用清水六斤，熬至三斤，去渣；加入好红糖一斤，成膏。每服三钱，温水冲下。烟膏按日逐减，临服加入。初次三日，每药膏一两，加入烟膏一钱；至四五六日，一两药，加烟八分；至十三、十四、十五日，一两药，加烟二分；至十八日后，每两药，加烟一分；再服七日，以后不必加烟，其瘾自退。如在戒期内，发生别种毛病，只可照期多加烟一分，自然平安矣。

【审查意见】可资应用。

6. 戒烟第六方

主治：鸦片烟瘾。

组成：烧酒一斤，烟灰一两。

用法：装入瓶内饮之，以顶瘾为度，少者一杯，多则两杯。随取随照杯数添入杯中，瓶中烟酒日减，白酒仍旧，渐至无烟味，则瘾退矣。

【审查意见】烧酒能解烟瘾，此方对于瘾小并日期短者有效。

7. 戒烟第七方

组成：赤糖一斤，生粉草一斤，川贝母一两，去心老姜四两。

用法：先用烟灰熬膏，再入前药，同熬去渣，成膏。如一钱瘾者，服膏药一钱，逐日减少，以瘾净为度，开水送下。

【审查意见】咳嗽痰喘为戒烟期间必发之症状。此方能清肺，祛痰，解郁，用以戒烟，当能生效。

8. 戒烟第八方

组成：生粉草一斤。

用法：熬膏，调入烟中吸之，吸过数次，即不欲再吸。虽深之瘾，数日即愈。

【审查意见】甘草熬膏入烟，能解烟毒，可以试验。

9. 戒烟第九方

组成：粟壳八钱，陈皮八分，焦楂一钱，白术五分，炮姜八分，杜仲一钱，粉草二钱，炙黄芪三钱，香附七分，党参一两。

用法：水煎，每日一服。

【审查意见】功专滋补，体质虚弱者用之，效更大。

10. 戒烟第十方

组成：山药、白茯苓、法半夏、杜仲、鹤虱、旋覆花（布包）、冬颖花各三钱，烟灰三钱。

用法：用河水熬成一碗，去渣。兑烧酒，瘾发时服一杯，瘾净为度。

【审查意见】补中益气，化痰，戒烟可用。

11. 戒烟第十一方

组成：大熟地一两，党参、洋参、菟丝子、补骨脂、黄芪各七钱，川郁金三钱，法半夏、麦冬各五钱，肉桂、粉草、红花各钱半，防风二钱半，巴戟一钱，桂圆肉二两，冰糖半斤，烟灰六钱。

用法：将上药装入口袋，用烧酒四斤，冷浸一二日。再隔汤炖三日，放泥地上，出火毒。如瘾一钱者，饮一小杯；如发咳嗽或喘，加蛤蚧一对（去头足）。

【审查意见】戒烟通用方，可资应用。

（二）种子

1. 种子第一方（赵图南）

主治：壮筋骨，长精髓，补血气，坚阳道，令人多子。

组成：何首乌三斤（铜刀切片，干者以米泔水浸），牛膝一斤，黑豆一斗（淘净）。

用法：用木笼铺豆一层，铺药一层，重重铺尽，瓦锅蒸至豆熟取出，换豆又蒸，如此三次。为末，枣肉为丸，梧子大。每服五十丸，空心温黄酒下。

【审查意见】体质虚弱而不受孕者，用此方作为滋补强壮剂。

2. 种子第二方

组成：真沉香一钱，白檀香一钱，白豆蔻一钱，川大黄一钱，细辛一钱，南细辛一钱，枳实一钱，枳壳一钱，川乌一钱。

用法：共为细末，炼蜜为丸，如杏核大。每服一丸，开水送下，服至一月止。

【审查意见】此方温燥香散，寒证用之相宜。

（三）闪腰

1. 闪腰第一方

组成：王不留行一钱二分。

用法：炒研细末，用好酒调下即愈。

【审查意见】闪腰疼痛，用此行血有效。

（四）脚病

1. 脚病第一方

主治：因湿毒而起之脚疮，内如虫行者。

用法：用牛（或羊、猪）肚一个，去粪不洗，捣如泥；视疮之大小，入枯矾五钱，涂布上贴之，不多时痒甚，换贴数次即愈。

【审查意见】吸收湿气，可用。

2. 脚病第二方（董金堦）

主治：足趾生鸡眼疮，时作疼痛。

组成：地骨皮三钱，红花一钱，黄柏钱半。

用法：共研细末，以唾沫调涂痛处。

【审查意见】鸡眼疮，病虽不大，治疗稍难。非有腐蚀作用，不能见效。

（五）痰核

1. 痰核第一方

主治：遍身痰核，不红不肿，不疼痛。

组成：陈皮、半夏各三钱，茯苓二钱，当归三钱，川芎二钱，白芍钱半，枳壳二钱，黄连钱半，香附二钱，桔梗钱半，龙胆草二钱半，防己三钱，羌活钱半，柴胡二钱，粉草一钱，生姜三片。

用法：水煎服。

【审查意见】凡痰核症，均系气血虚弱，不能运行。主用陈皮、半夏燥湿化痰，且半夏在胃，无何等作用，至肠略能促进肠液分泌；吸入血中，刺激末梢神经，使精神振荡，血液循环增快，同时促进肺之呼吸作用，使痰沫容易驱出。佐以防己，更能吸入血中，令全身黏膜充血，使过量水分，由肾脏而排泄。腠理通，九窍利，痰核自愈，可用。

（六）杂症

1. 杂症第一方

主治：便血，赤白痢疾，赤白带下，吐痰咳嗽等症。

组成：雄黄一钱，木香三钱，血竭二钱，乳香三钱（去油），儿茶二钱，千金三钱，巴霜一钱，神曲五钱（另包），朱砂一钱，赤金十张。

用法：共为细末，水泡，神曲打糊为丸，如梧子大。每服一丸，儿童减半，随病用引，朱砂为衣，赤金饰其上面。用引列后：血崩，用槐花汤引；赤白带下，红花汤引；水泻，用干姜引；吐痰劳伤，干姜汤引；心疼，艾醋汤下；伤寒，用黄酒引；便血，用甘草汤引；时气感冒，葱白汤引；大便不通，牙皂引；虚热，赤芍汤引；白痢，干姜引；胸闷气不顺，木香汤引；红痢，甘草汤引；咳嗽，杏仁七个去皮尖，开水冲引。孕妇忌服。

【审查意见】按：此方配制，与适应证尚属相符。只要随症用引，即可收效。惟是巴霜用量太重，其效用能攻痰积，泻寒毒，治顽固性便秘，为著名之峻下剂。此品入胃，即刺激胃壁神经而发热；至肠能刺激肠黏膜，使之发炎；吸入血中，能减低血压，甚至大脑神经紊乱而死。故绝对不宜服用大量。

2. 杂症第二方

组成：马前子、制乳香、没药、麻黄等分为末。

用法：金刀伤，干搽；跌打损伤，内服、外搽均可；牲畜鞍伤，油调涂或干搽；无名肿毒，白酒调敷。

【审查意见】清热消炎，活血散瘀可用。

3. 杂症第三方

主治：虚损症及吐血。

用法：将白蜜入罐内，再将香油放锅内微火熬，再入核桃仁、姜丝，微炸，共入白蜜罐内搅匀。不拘时食之，或食一口，或食三五口。引用鳖甲一钱，研面，水冲分服。

【审查意见】虚弱性咳嗽，不发热者有效。

4. 杂症第四方

组成：巴豆一钱，朱砂、硼砂各三钱，雄黄二钱半。

用法：共研细面，加松香少许，水泛为丸，如豆大。每服空心下一丸。

疟疾，桃仁研细末为引，凉水下；胸闷气滞，陈皮枳实汤下；浑身冷痛，桂皮乳香汤下；咳嗽，姜汁马兜铃汤下。

【审查意见】内有实热痰饮，用之相宜。

5. 杂症第五方

主治：一切虚损，滋补肾阴。

组成：牛骨髓一斤，淮山药一斤（炒为末），核桃仁一斤（切碎），元肉半斤（切碎），枣肉四两（切碎），蜜一斤。

用法：先将牛髓化开，将蜜另炼成，再将诸药入内搅匀，候冷切片。每早用白开水送下一两。

【审查意见】有强壮滋补，温中健胃之功，体质虚弱者能用。

6. 杂症第六方

主治：男女食积，肺热痰壅气不舒。

组成：白术三两（炒），陈皮二两，当归一两，木香一两，枳壳一两（炒），焦栀一两，山楂一两，连翘一两，神曲二两（炒），黄连一两（制），川芎一两，莱菔一两（炒），半夏五钱，茯苓一两，苍术五钱，香附一两。

用法：共为细面，姜汁打糊为丸，如桐子大。每服三钱，空心开水下。

【审查意见】养血舒肝，清火降痰，宽中理气，健胃助消化。平素体质健壮，有积聚者可用。

跋

在对近代山西医学历史的深入研究中，笔者了解到民国期间山西政府曾经耗费巨资从民间收罗秘验良方，并委托近代颇有学术影响的中医改进研究会对征集到的验方逐一审核点评，以便用者按图索骥。同时，限于当时经济落后、医疗条件差的原因，随后刊行的《审查征集验方》验方以“廉、便、验”为收录原则。

2016 年开始，编者多方搜集，从山西省内开始，远至上海、日本，方才搜集齐全该书的六集的多个版本，共 10 册。原书为繁体竖排，无句读，石印 32 开。从 2017 年始，请山西大学那钦·雄克尔、张万辉博士研究生，山西省卫生健康委季巍同志，太原市中医院张燕医师，山西中医药大学闫润红教授，牛晓丽、石星月等同学对原书进行翻译、断句等整理工作，三易其稿。山西中医药大学附属医院李廷荃教授、杨丽芳主任医师对本书的出版也提供了很大的帮助，在此一并感谢。特别是国医大师王世民、首届全国名中医王晞星、山西中医药大学刘星校长为本书欣然作序，令编者信心倍增。

承蒙学苑出版社陈辉社长独具眼光，和黄小龙责任编辑的精心编校，以及全体参编人员严谨、详实的工作，方使本书圆满付梓。原书中个别字词佚缺或模糊不清，参与校对者在微信群共同辨认、反复揣度、方有所悟，欣然之余，倍感其乐。

在“新冠肺炎”疫情影响的背景下，2019 年 5 月，本书精装版《近代秘验方精编——审查征集验方》甫一出版，即得到各界热烈追捧，实属难能可贵。同时，基于该书的《近代山西民间验方数据库》获得国家版权局“软件著作权证”，相关的研究论文也被 SCI 收录。如今，学苑出版社继续出版简装本一套，可谓眼光独到，可喜可贺。这都反映出广大编者、读者对该书的充分认可，对传承发展中医药的充足信心。

刘洋

2020 年 6 月